Conocimientos dietéticos actuales

Para crear tu propia dieta
saludable y perder peso

Alicia Serraclara Pla

Índice

Introducción

El propósito de este libro es transmitir la motivación suficiente para iniciar una dieta saludable y lo que es más importante, proporcionar las herramientas necesarias para mantenerla en el tiempo. Para ello debemos primeramente aclarar los conceptos nutricionales básicos e informar de los conocimientos actuales sobre la salubridad de los alimentos. Si conocemos las propiedades de los alimentos, los requerimientos esenciales, nuestra situación personal así como nuestro comportamiento alimentario podremos empezar a diseñar una dieta de forma personalizada y ser los responsables últimos de llevarla a término.

No pretendemos dar un régimen preestablecido sino todo lo contrario, es decir, dejar a cada uno la libertad de poder confeccionar su propia pauta de alimentación según sus necesidades y sus preferencias. Si disponemos de la información necesaria estaremos capacitados para plantearnos un objetivo razonable, y consecuentemente aplicar las medidas oportunas. Además, al conocer las características de una dieta saludable avalada científicamente, evitaremos caer en los frecuentes errores nutricionales o en las dietas milagrosas sin ninguna base científica que se difunden tanto en la prensa como en internet. Vamos a intentar que la dieta se convierta en un reto no en una carga, en una palabra, ilusionar.

El contenido de esta publicación está orientado a todas las personas, incluso con conocimientos nutricionales limitados, que deseen conocer las bases propias de una alimentación saludable. Creemos que además puede ser de gran utilidad para el personal sanitario que quiera profundizar y ponerse al día de las recomendaciones más actuales sobre la alimentación. No se trata únicamente de un libro de lectura, es sin duda también un libro de consulta, por los conceptos que se exponen y sobre todo porque puede aclarar las dudas que a menudo surgen al poner en práctica los conocimientos adquiridos.

Toda la información aportada en este libro es válida tanto para personas con normopeso como con obesidad, ya que lo fundamental es realizar una dieta saludable y a su vez optimizar el peso. Nos referiremos en algunos momentos a individuos diabéticos, al tratase de un grupo de sujetos con mayor dificultad para perder peso. En realidad los diabéticos comparten la misma problemática que el resto de la población.

Todos los datos que se exponen parten de la experiencia profesional directa con pacientes a lo largo de muchos años, junto con los datos aportados en estudios, revisiones y consensos de expertos internacionales publicados en numerosas revistas médicas de prestigio.

Es necesario tener presente que no todos los estudios científicos tienen la misma validez. No es lo mismo un estudio realizado con un número limitado de casos que otro realizado con un número mayor de sujetos. En este último supuesto las conclusiones tienen mayor significancia. Dos trabajos publicados pueden dar resultados contradictorios, pudiéndose aceptar ambos artículos como válidos, tras haber realizado un riguroso análisis de la metodología empleada y descartado posibles errores de diseño. En este caso únicamente se puede concluir que se requiere realizar más estudios antes de aceptar las conclusiones expuestas.

Debemos conocer una serie de conceptos básicos con la finalidad poder valorar las diferentes informaciones publicadas, ya que a menudo se basan en estudios que no cumplen con un mínimo de garantías e incluso pueden estar cuestionados por la comunidad científica por diversos motivos.

Para saber la validez de una conclusión es necesario conocer qué tipo de estudio se ha realizado, así como quién lo patrocina, pues en ocasiones éstos están financiados por la propia industria y por lo tanto debemos poner en duda su imparcialidad.

Tenemos estudios epidemiológicos, observacionales prospectivo o retrospectivo y estudios experimentales. Los que aportan más evidencias son los denominados "estudios aleatorizados a doble ciego". Se trata de estudios experimentales donde los propios investigadores desconocen qué individuos están en cada rama de tratamiento. Así por ejemplo, si se analizan los efectos de la administración de una vitamina, el investigador desconoce qué grupo de sujetos la está tomando, por lo que de este modo se evita el factor subjetivo al analizar los resultados.

Por otro lado, disponemos de las revisiones sistemáticas de los estudios publicados realizadas y analizadas por profesionales expertos en las diferentes materias. Entre estas revisiones debemos destacar los "meta-análisis", en ellos se analizan un conjunto de estudios que cumplen con unos requisitos preestablecidos, otorgando gran validez a los resultados obtenidos.

Dado la gran cantidad de estudios publicados hoy en día, la práctica médica se apoya en la llamada "Medicina Basada en la Evidencia", cuyo objetivo es poner a disposición del médico la información científica para que la actividad médica se fundamente en datos científicos y no en suposiciones o creencias. En realidad se debería denominar medicina basada en datos científicos. La MBE consiste en la integración de la experiencia clínica y de la investigación científica una vez realizada una revisión crítica y exhaustiva de ésta. Según la solidez de los resultados obtenidos y la capacidad para deducir causalidad, se otorga el grado de evidencia clínica en cada caso.

El nivel de evidencia máximo (I) se establece cuando las conclusiones se basan en meta-análisis de ensayos controlados, aleatorizados y bien diseñados. El menor nivel (IV) se adjudica cuando la evidencia proviene de documentos u opiniones de comités de expertos, sin suficientes estudios relevantes que los sustenten. A partir del grado de evidencia clínica se establecen las recomendaciones de los expertos a través de las guías clínicas que se publican de forma periódica. Su objetivo es facilitar al profesional la toma de decisiones, apoyándose siempre en los conocimientos más actuales.

Si nos centramos en los estudios sobre dietética y nutrición realizados en la población general, hemos de constatar que habitualmente son estudios epidemiológicos y observacionales, es decir, con un nivel bajo de evidencia. Es por ello, la gran importancia que adquieren en estas materias los consensos y las guías médicas, establecidas por los comités de expertos, al proporcionarnos las recomendaciones vigentes en un determinado momento. Dichos consejos requieren una actualización a lo largo de los años de forma sistemática basándose en los nuevos estudios realizados. Es por este motivo que indicaciones aprobadas en un momento dado son a veces rechazadas con posterioridad.

Los estudios de intervención en el campo de la nutrición son muy escasos por la gran dificultad que supone su elaboración. En ellos, el investigador debe modificar y controlar las conductas alimentarias, por lo que se requiere un número muy elevado de sujetos al existir múltiples factores que interfieren en los resultados. Así por ejemplo, si a un grupo de individuos se les da leche desnatada y al otro grupo leche entera, con el objeto de analizar el efecto sobre el peso, debemos tener en cuenta el resto de componentes de la dieta. Al haber una gran cantidad de variables, que influyen de forma directa sobre el contenido final de la ingesta, es imprescindible la participación de muchos individuos para obtener datos concluyentes, lo que dificulta su realización.

El desarrollo de este libro está dividido en dos partes. En la primera se exponen los conocimientos básicos de la obesidad, de la diabetes tipo 2 y del riesgo cardiovascular, orientados a mostrar su relación con las pautas de alimentación. Asimismo, se explican una serie de conceptos, a menudo algo técnicos, que son necesarios para poder entender los fundamentos de una dieta saludable. En este apartado lo que se pretende es dar unas nociones básicas, siendo muy importante no perderse en los detalles ni intentar memorizar los datos, ya que a lo largo de toda la exposición se van a ir repitiendo y de esta manera se asimilarán poco a poco las bases de la nutrición.

En la segunda parte ya más práctica, se analizan la composición de los alimentos, las necesidades nutricionales, los hábitos en el estilo de vida así como los errores dietéticos más frecuentes y las últimas recomendaciones dadas por las organizaciones nacionales e internacionales. Todo ello con la finalidad de poder establecer una dieta adecuada y sana que permita la pérdida de peso, mejorando los parámetros analíticos y los factores de riesgo cardiovascular. Ya por último, se dan las directrices para que de forma individual cada uno pueda analizar su situación y crear su propia pauta de alimentación según sus objetivos y sus necesidades.

Al final del libro se muestran el glosario de términos utilizados, las sociedades científicas más representativas, las referencias de los últimos consensos nacionales e internacionales y las citas bibliográficas.

Conocer para poder elegir

Parece obvio que si se engorda es porque el balance energético es positivo, se come más de lo que se consume. Sin embargo, la realidad no es tan sencilla. La experiencia clínica y los estudios publicados así lo corroboran. Dietas restringidas en calorías, incluso con ejercicio físico moderado, no logran pérdidas significativas de peso de forma sostenida. Si además se trata de personas diabéticas la dificultad aumenta de forma exponencial.

Desde hace muchos años se sabe que las necesidades energéticas difieren marcadamente entre unos sujetos y otros. Así, algunos individuos delgados a pesar de comer mucho no logran aumentar de peso. Por el contrario, muchos obesos con dietas severas fracasan al intentar perder peso. Las investigaciones actuales apuntan a que ciertas personas tienen la capacidad de quemar y disipar, en forma de calor, gran parte del exceso de energía que ingieren con los alimentos, mientras que en otros sujetos esta capacidad no existe.

De todas maneras, el papel de una ingesta excesiva en la obesidad no puede ser negado, pues es sin duda el factor predominante junto con los múltiples errores dietéticos que se cometen.

¿Sabemos realmente lo que comemos? ¿Sabemos qué es una dieta saludable? Si estas dos preguntas las realizamos a varias personas veremos como no siempre las ideas están tan claras. En general permanecen las creencias tradicionales, como por ejemplo que las grasas son muy nocivas y los zumos de frutas muy recomendables. Sin embargo, en la actualidad ambas afirmaciones no se sostienen.

Estos errores son debidos en parte a las campañas publicitarias pero sobre todo al bajo nivel de formación nutricional de la población en general. Por desgracia esta deficiencia se continúa perpetuando en las nuevas generaciones al no estar reglada la enseñanza nutricional en la educación básica de forma efectiva. A pesar de la importancia que tiene la alimentación en nuestra vida no se enseña ni en los colegios ni en el entorno familiar y por otra parte, se reciben informaciones no siempre correctas procedentes de fuentes no cualificadas. Es un tema en el que todo el mundo se atreve a opinar y a decir afirmaciones totalmente erróneas. Bastan unos ejemplos como son: *"beber comiendo engorda"*, *"la fruta antes de comer no engorda"*, *"mezclar los alimentos es malo"*.

La selección de los alimentos que tomamos depende de muchos factores pero en general no se contempla si los alimentos escogidos son beneficiosos o perjudiciales para nuestra salud. Se prioriza otros factores como son: el sabor, el aspecto, la facilidad en su elaboración y el precio. En vez de preguntarnos si algo engorda, lo correcto sería preguntarnos si alimenta. Está claro que se ha perdido el objetivo principal de la alimentación.

Siendo el acto de comer una acción individual con libertad de elección, parece obvio que se requiera un mínimo de conocimientos para optimizar lo que se come. Sin embargo, es muy escaso el interés por saber realmente lo que se está comiendo y su repercusión sobre la salud. En consecuencia, no se dedica el tiempo suficiente a adquirir los conocimientos mínimos deseables. No podemos negar el interés actual en la elaboración de novedosas recetas culinarias, que se pone de manifiesto en la existencia de abundantes publicaciones y programas televisivos que tratan este tema. Sin embargo, esta moda gastronómica no tiene nada que ver con una formación nutricional básica.

Es necesario conocer los motivos por los cuales debemos asumir y hacer nuestro cualquier comportamiento alimentario. Cuando por ejemplo se nos recomienda comer entre 3 y 5 piezas de frutas diarias sin saber en realidad el beneficio que aportan a nuestra salud, es muy probable que no las incorporemos a nuestra rutina alimentaria.

¿Esta usted haciendo una dieta? Es una pregunta muy habitual en las consultas médicas. Sin embargo, esta interpelación la podríamos considerar no adecuada. "Dieta" es el conjunto de sustancias que regularmente se ingieren como alimento, en consecuencia todo el mundo realiza una dieta. Otra cosa es que ésta sea la correcta. Es importante señalar que una dieta saludable es la que permite mantener una buena salud a largo plazo, siendo válida tanto para los individuos delgados como para los que presentan un sobrepeso. Lo único que se debe hacer es adaptarla a la realidad de cada sujeto. La legislación actual en este campo es muy exigente con los posibles efectos tóxicos a corto plazo, pero muy laxa en cuanto a la salud a largo plazo.

Cuando hablamos de realizar un "régimen" nos referimos a un conjunto de normas pautadas por un profesional en general por motivos de salud. Aun siendo éste un término correcto, implica unas reglas establecidas por una segunda persona, no estando en la línea de la filosofía actual en la que se prioriza la libertad de elección de los individuos.

La relación tradicional entre los profesionales de la salud y los pacientes se fundamenta en modelos tomados a partir del tratamiento de las enfermedades agudas. En ellas, el papel del paciente es el de ser cuidado, y el del profesional es el de tomar las decisiones y ser el responsable de los resultados. A pesar de la importancia creciente de las enfermedades crónicas en la sociedad actual, el manejo de las mismas ha seguido basándose en las estructuras y modos de actuación de las patologías agudas. Las enfermedades crónicas, entre las que se encuentran la obesidad y la diabetes, requieren una serie de técnicas y habilidades especiales que se deben ir incorporando poco a poco. Entre ellas se incluyen la información y formación del paciente de forma sistemática, así como su implicación en todo el proceso para lograr el resultado deseado.

Actualmente se establece que una persona con obesidad y/o diabetes es totalmente responsable de su cuidado. Al paciente se le debe reconocer el derecho fundamental de ser el primero en la toma de las decisiones para el control de su enfermedad. Esta filosofía se conoce como "Empowerment" (potenciación). La podríamos definir como el proceso por el que se otorga mayor implicación al individuo, con el objeto de aumentar su responsabilidad y su compromiso en la toma de las decisiones relacionadas con su enfermedad. Así, el equipo de salud pasa a ser el responsable de dotar al paciente de todas las herramientas necesarias para que éste tome las medidas adecuadas y apoyarlo en todos los cambios requeridos para el correcto tratamiento. Es fundamental que cada persona acepte su realidad y establezca sus propios objetivos.

¿Qué ventajas tiene este método?

Está ampliamente demostrado que mejora la autoestima y la confianza de los individuos. Consecuentemente al sentirse valorados por sus ideas y sus esfuerzos consiguen mayor control sobre sus actos y por lo tanto de su enfermedad. Además los pacientes perciben que sus costumbres y creencias culturales, étnicas y religiosas son respetadas.

Tras plantearse realizar una dieta con la finalidad de mejorar la salud y simultáneamente perder algo de peso, en el caso de ser necesario, lo primero que debemos conocer es la situación de la que partimos y valorar los posibles beneficios que pueda aportar dicha dieta. Si hemos adquirido los conocimientos básicos nutricionales, podremos conseguir la motivación suficiente que justifique el esfuerzo personal que supone realizar los cambios requeridos.

Por último, debemos recordar que para que una dieta sea efectiva y duradera se debe introducir paso a paso, empezando por algunas modificaciones en nuestra forma de vida, pero sin privarnos de disfrutar del placer de la buena mesa.

La obesidad

El impacto emocional de la obesidad es muy importante, pues a menudo crea un sentimiento negativo en los individuos que la presentan. Esto se debe en parte al hecho de ser la obesidad un estigma en la sociedad actual, al asociarse de forma errónea a la falta de voluntad y a la pereza, culpándose en cierto modo a los propios sujetos. Esta percepción inadecuada favorece la baja estima que pueden sufrir los obesos, favorecida por la frustración que a menudo presentan tras los fracasos a múltiples dietas.

Todo ello a la larga les puede generar angustia y estrés de forma mantenida, llegando a requerir un tratamiento específico. Se da también el caso de la aceptación de la obesidad por parte de algunas personas afectadas, hasta el punto de negar su importancia y con ello, impedir la toma de las medidas correctoras.

Debemos tener claro que no todos los obesos son iguales y por tanto, se requieren soluciones diferentes.

Actualmente se considera la obesidad una enfermedad crónica de origen multifactorial, caracterizada por una acumulación excesiva de grasa. Al ser una enfermedad, como tal ha de ser tratada, ya no es válido atribuir su origen al propio individuo, culpándolo. ¿No sería más razonable pensar que una persona obesa come más de lo que gasta porque algo no le funciona adecuadamente?

Cuando uno de los progenitores es obeso la posibilidad que los hijos sean obesos alcanza un 50%, y si lo son ambos padres la probabilidad puede llegar hasta el 80%. Aunque la carga genética es importante y no lo negaremos, lo que más influye en la obesidad familiar son los factores ambientales, en concreto los comportamientos alimenticios junto con los inadecuados hábitos en el estilo de vida.

Numerosos estudios han relacionado la obesidad en la infancia con una mayor probabilidad de presentar obesidad en la edad adulta, junto con otras enfermedades relacionadas. Asimismo se ha verificado un aumento de la mortalidad prematura en adultos que fueron obesos de niños [1]. Los periodos más críticos, en el que el exceso de peso puede originar obesidad en el futuro, son los dos primeros años de vida y también desde los 4 a los 12 años. Esto es debido no sólo porque es en estas etapas cuando se adquieren los hábitos sino también, porque se produce una hiperplasia del tejido adiposo, es decir, un aumento en el número de células grasas. Al existir este incremento la pérdida de peso resultará más difícil. Por el contrario, no ocurre lo mismo en la obesidad adquirida en la edad adulta. En este caso predomina el aumento del tamaño celular, es decir, la hipertrofia.

Es importante conocer que la pérdida de peso se produce principalmente a expensas de disminuir el acúmulo excesivo de grasa del interior de las células, no disminuyendo el número de células grasas. Debemos además tener presente que el potencial de las células adiposas en cuanto a la acumulación de grasa es enorme, ya que pueden aumentar su diámetro unas 20 veces y su volumen hasta en mil.

La obesidad por si sola es un factor de riesgo cardiovascular pero también genera una mayor incidencia de ciertos tumores como son: el cáncer de colon, el de próstata y el de mama, junto con problemas articulares, apnea del sueño y cálculos biliares entre otras dolencias. Únicamente confiere una cierta protección para la osteoporosis. Muy frecuentemente se encuentran alteraciones psicológicas en los obesos como son: ansiedad, baja estima e inseguridad. Todavía hoy en día desconocemos con exactitud, en la mayoría de casos, si estos trastornos anímicos son el origen y el mantenimiento de la obesidad o simplemente una consecuencia de ella.

El origen de la obesidad

La obesidad es la enfermedad metabólica más prevalente, dicho de otra forma, la más frecuente en nuestra sociedad. En España se ha podido constatar que un 34,2% de la población presenta sobrepeso y un 13,6% obesidad [2]. En su origen están implicados diversos factores tanto genéticos como hormonales, ambientales y nutricionales, no teniendo por ello una causa única.

Solo en una minoría de casos (1-2%) se puede afirmar que la causa de la obesidad es genética y por lo tanto de muy difícil solución. Los casos debidos a patologías endocrinas son también una minoría y en estos casos la ganancia de peso es pequeña, resolviéndose sin dificultad con los tratamientos.

Popularmente se da la culpa de la obesidad a posibles alteraciones en el funcionamiento del tiroides, siendo muy común escuchar: *"fulanito está gordo porque tiene un problema tiroideo"*. Esta última afirmación es totalmente falsa. El hipotiroidismo, en el que existe una disminución de la hormona tiroidea, puede causar un aumento de dos o tres kilos que se pierden rápidamente al tratarse con dicha hormona. Ojalá fuera tan fácil resolver el problema de la obesidad.

Se han descrito alteraciones del equilibrio hormonal en algunas personas obesas, pero en la mayoría de casos es consecuencia de la obesidad no su causa. La alteración metabólica más importante asociada a la obesidad es la resistencia de las células a la acción de la insulina. En estos casos se origina una serie de alteraciones metabólicas que, como veremos más adelante, pueden dar lugar a la aparición de diabetes en ciertos individuos que presentan una predisposición genética.

Está demostrado que la incidencia de la diabetes se incrementa con el aumento de peso, y que la perdida de tan sólo un 5% del peso inicial puede prevenir la aparición de la misma [3]. Por ello es necesario insistir en la importancia de evitar la obesidad, al estar ambas enfermedades íntimamente relacionadas.

En la actualidad existe cierta controversia sobre si la flora intestinal se encuentra o no involucrada en el desarrollo de la obesidad, debido a que los microorganismos intestinales juegan un importante papel en la absorción de los alimentos. Desequilibrios en la flora intestinal se han asociado con el desarrollo de la resistencia a la insulina y con el aumento del peso corporal [4], sin embargo, se necesitan más estudios para poderlo confirmar con una evidencia científica suficiente.

Entre las causas ambientales que favorecen la obesidad, además de un exceso en la ingesta de comida, podemos destacar los horarios irregulares en el aporte de los alimentos, los períodos de ayuno prolongados (solo una o dos tomas al día) así como el estrés y el sedentarismo.

24

Otro factor favorecedor de la obesidad, ampliamente demostrado es el dormir poco y sobre todo los cambios en el ritmo del sueño, debidos principalmente a trabajos nocturnos intermitentes. Estas alteraciones del sueño producen un desajuste de la secreción del cortisol, hormona que interfiere en el metabolismo de la glucosa y aumenta la resistencia a la insulina [5], lo que puede explicar el aumento de peso que con frecuencia se presenta en estos casos.

Lo que sin duda es una certeza constatada es la contribución del azúcar en el incremento de la incidencia de obesidad. Sin embargo, a pesar de conocerse este hecho, su consumo es cada vez mayor en la sociedad actual. Esto se debe principalmente a sus cualidades gustativas y su bajo precio, pero sobre todo por la acción de las campañas publicitarias promovidas por la industria alimentaria. No olvidemos que se ingiere un exceso de azúcares, con frecuencia de forma inconsciente, añadida en los alimentos procesados y sobre todo en los refrescos.

El tejido graso

Hoy sabemos que el tejido graso es un órgano activo no solo un almacén de grasa. Está constituido por los adipocitos, que son las células grasas. Se trata de un tejido altamente diferenciado y cuya principal función es gestionar la energía del organismo. Debemos señalar que actúa como órgano endocrino de regulación energética.

La función reguladora de las células adiposas se realiza mediante la secreción de distintas sustancias hormonales que actúan como un termostato. Es decir, informan al cerebro de la cantidad de energía acumulada en forma de grasa y éste responde modulando el apetito.

Sin embargo, hemos de puntualizar que también el tejido graso puede segregar sustancias potencialmente dañinas, cuando hay un acúmulo excesivo de grasa, como son las citoquinas que producen inflamación y modifican el contenido lipídico de la sangre.

Medidas antropométricas

Existe una serie de medidas corporales que nos sirven para valorar el estado ponderal de las personas, fundamentalmente son la talla y el peso. Sin embargo, debemos considerar otra serie de datos muy importantes a la hora de valorar la situación real de un determinado individuo.

Como ya hemos indicado, las personas obesas presentan un mayor contenido de grasa, pero el problema no es solo cuantitativo, se debe valorar también **la distribución de la grasa corporal** pues juega un papel esencial en la salud de los individuos. Está bien establecido que existen dos patrones: **la grasa abdominal,** llamada en "manzana" o androide, que predomina en los varones y la **grasa acumulada en muslos y cadera,** llamada en "pera" o ginoide, propia de las mujeres. En éstas tras la menopausia, al bajar los niveles de estrógenos se produce una redistribución de la grasa de forma espontánea, con una disminución en los muslos y un aumento en la cintura, incrementándose la grasa abdominal. En este caso vemos claramente la influencia de las hormonas sexuales en la distribución de la grasa corporal.

La grasa abdominal es la más dañina al tener un recambio más rápido y secretar ciertas sustancias tóxicas que favorecen el aumento de los triglicéridos, además, de modificar otros parámetros metabólicos. Así, con el mismo grado de sobrepeso u obesidad existe un aumento del riesgo cardiovascular cuando la grasa acumulada es abdominal. Se estima un aumento del índice de riesgo en el hombre cuando la medida de la cintura es superior a 102 cm y en la mujer si supera los 80 cm.

En la actualidad el grado de obesidad se establece con el **Índice de Masa Corporal** (IMC), que es el parámetro que pone en relación el peso del individuo con la talla. Se obtiene al dividir el peso por la talla al cuadrado, mediante la siguiente formula:

$$IMC = peso~(kg) / talla^2~(m)$$

Este índice es la forma más directa que tenemos para evaluar la situación ponderal en los adultos, no siendo útil para los niños. No es un dato perfecto pues no discrimina entre sexos, ni refleja con exactitud el porcentaje de grasa corporal y de masa muscular, ni tampoco tiene en cuenta la distribución de la grasa. Sin embargo, por su sencillez es el índice más utilizado.

Según el valor del índice de masa corporal la obesidad se clasifica en varios grados:

- **Sobrepeso** cuando el IMC está entre 25 y 30.

- **Obesidad grado I** cuando el IMC está entre 30 y 35.

- **Obesidad grado II** cuando el IMC está entre 35 y 40.

- **Obesidad grado III** u obesidad mórbida si el IMC es mayor de 40.

Así por ejemplo un varón de 172 cm de altura y 96 Kg de peso tendrá una obesidad grado I al ser su índice de masa corporal de 32,5, tras realizar el cálculo correspondiente, ($IMC = 96~Kg/ 1,72^2~m = 32,5~Kg/ m^2$).

El peso ideal en realidad no existe, al ser la constitución de los individuos muy variable no lo podemos limitar a una cifra concreta. En la actualidad se ha establecido que el peso adecuado para un individuo adulto es cuando el IMC se encuentra entre 18,5 y 25. Decimos que hay un sobrepeso si el IMC es mayor de 25 pero menor de 30.

Se ha detectado un aumento del riesgo cardiovascular en personas con sobrepeso [6], por ello se puede afirmar que el exceso moderado de peso no es solo un problema de tipo estético sino también de salud. Está bien establecido que mínimas pérdidas de peso tienen beneficios para la salud a largo plazo [7].

Debemos por último puntualizar que existen pacientes obesos que están desnutridos, siendo por lo tanto dos conceptos diferentes. Se puede tener un exceso de grasa pero deficiencias en minerales, vitaminas, proteínas y otras sustancias. Por lo que este aspecto debe tenerse siempre en cuenta sobre todo en los ancianos y en los enfermos. Por otro lado, la obesidad no es sinónimo de falta de salud, ni el normopeso es garantía de estar sano. Existe el obeso metabólicamente saludable, con todos los parámetros analíticos normales, y casi un 25% de sujetos con un peso normal presentan alguna anormalidad metabólica con un riesgo cardiovascular aumentado [8].

¿La obesidad familiar es genética o adquirida?

No hay duda que existe un componente genético muy importante, que no podemos negar. El determinante genético no sólo afecta a la constitución del individuo y a la distribución de la grasa sino también a la gestión de la energía y al sistema hormonal. Sin embargo, el componente de los hábitos, tanto alimenticios como del estilo de vida, supone la causa principal en la mayoría de casos de obesidad familiar. Por ello, para evitarla lo ideal es tomar las medidas preventivas, sobre todo en los niños de familias con tendencia a la obesidad, mediante la modificación de las costumbres familiares.

¿Somos conscientes de lo que realmente comemos?

No siempre. La mayoría de personas con sobrepeso creen que comen poco, siendo muy frecuente que los sujetos con obesidad tiendan a subestimar la cantidad de alimentos que consumen. Un buen ejercicio es apuntar todo lo que se come durante unos días, incluso si se pica una aceituna, anotando también la hora en que se ingieren los alimentos. En realidad es la mejor manera de tomar conciencia de lo que realmente se está comiendo. La mayoría de personas que realizan este ejercicio se quedan sorprendidas al comprobar todo lo que llegan a ingerir.

La diabetes

La diabetes es una enfermedad conocida desde tiempos inmemoriales. Se caracteriza por un aumento de la glucemia, es decir, de los niveles de glucosa en sangre. Existe una estrecha relación entre la diabetes tipo 2 y la presencia de obesidad. Sus consecuencias a nivel individual son muy importantes al causar graves alteraciones tanto agudas como crónicas, con gran deterioro de la calidad de vida de las personas afectadas.

La glucosa en sangre a niveles elevados resulta muy tóxica para los tejidos, es realmente un veneno. Por ello se debe intentar mantenerla dentro el rango de la normalidad, evitando asimismo las hipoglucemias, es decir, niveles bajos de glucemia, ya que pueden originar graves consecuencias a nivel cerebral.

Se trata de "una enfermedad traicionera", es la triste realidad, no duele pero mata y lo peor es la posibilidad de quedarse a medio camino. No es cuestión de asustar, todo lo contrario, no debemos olvidar que el buen control de la diabetes es esencial para evitar las complicaciones crónicas de la enfermedad. Por ello el paciente debe implicarse, ya que de él depende el seguimiento dietético y por tanto el buen control. Los fármacos son sólo una parte del tratamiento.

Tanto la obesidad como la diabetes es un problema sanitario de primer orden debido al gran número de personas afectadas en la sociedad occidental y también en muchos países en vías de desarrollo. En España la prevalencia de la diabetes es del 13,8% [9], es decir, más del 13% de la población española presenta diabetes. También supone un problema a nivel individual, como ya hemos mencionado, por su repercusión sobre la calidad de vida de estas personas y las posibles complicaciones que pueden presentar a lo largo de los años.

Existen dos tipos principales de diabetes:

La diabetes tipo 1, la juvenil, pero que también se presenta en los adultos. Se debe a una alteración inmunológica que produce la destrucción de las células beta del páncreas. Estas células son las encargadas de segregar la insulina, por lo que estos pacientes diabéticos requieren siempre tratamiento con dicha hormona. No vamos a referirnos a este tipo de diabetes al no ser el propósito de este libro.

La diabetes tipo 2 o del adulto, es una enfermedad muy heterogénea de origen multifactorial, existiendo factores genéticos y ambientales, asociándose en la mayoría de casos con obesidad o sobrepeso. Existen diabéticos tipo 2 con normopeso, a los cuales tampoco nos referiremos en este libro, dado que sus características difieren tanto en el origen de su enfermedad como en su tratamiento respecto a los diabéticos que debutan con sobrepeso u obesidad.

La incidencia de esta enfermedad ha aumentado de forma espectacular en los últimos años debido al incremento de la obesidad y también a los cambios en el estilo de vida de la población. La diabetes tipo 2 fue años atrás una enfermedad de la tercera edad, pero ahora es común entre adultos de todas las edades y está empezando a afectar a los adolescentes e incluso a los niños. La previsión de la Fundación Internacional de la Diabetes (IDF) para el 2030 es de un incremento de la diabetes del 50,7% a nivel mundial, con una media de crecimiento del 2,7% por año, principalmente en los países en vías de desarrollo [10].

Actualmente se piensa que los factores más implicados en la aparición de la diabetes tipo 2 son el exceso de peso y la falta de ejercicio, además de la resistencia a la insulina. Las investigaciones clínicas han demostrado que el riesgo de desarrollar diabetes se reduce en más de un 50% al realizar cambios relativamente sencillos en el estilo de vida, entre los cuales se incluyen: llevar una dieta saludable, aumentar la actividad física y mantener un peso corporal adecuado [11]. Estos resultados también se han observado en programas de prevención desarrollados en poblaciones concretas. Así se ha constatado que una pérdida de peso mínima, incluso de 4 kilos, reduce hasta en un 60% el riesgo de padecer diabetes [12].

La diabetes es una enfermedad metabólica progresiva en la que el páncreas se va deteriorando poco a poco, por la acción tóxica de la propia glucosa sobre dicho órgano entre otros factores. La consecuencia de esa toxicidad es la disminución progresiva de la producción de insulina. En la fase inicial de la enfermedad, la pérdida de peso a través de la realización de una dieta correcta puede normalizar esta alteración. Es importante que quede claro que al existir una alteración metabólica latente, la enfermedad estará controlada no curada, por lo que se requiere un seguimiento dietético de por vida.

Para entender esta enfermedad es importante tener los conceptos claros, tanto de cómo actúa la insulina como de los factores implicados en su origen, y también de la importancia de la dieta en cada momento de la enfermedad.

La insulina

Es una hormona sintetizada por el páncreas y secreta-da tras la ingesta de los alimentos al ser estimulada princi-palmente por los altos niveles de glucosa en sangre que se originan al ser éstos absorbidos. La función principal de la insulina es introducir la glucosa dentro las células para pos-teriormente ser utilizada como fuente de energía y a la vez, disminuir los niveles altos de glucosa en sangre evitando así su toxicidad.

Además, presenta otras funciones metabólicas orienta-das a gestionar otros nutrientes. Así la insulina estimula en el hígado la síntesis de ácidos grasos, a partir del exceso de azúcares ingeridos, para ser almacenados posteriormen-te en los adipocitos en forma de grasa. Simultáneamente la insulina tiene también un efecto directo sobre los depósitos de grasa, inhibiendo su utilización. Lo podríamos resumir diciendo que la insulina tiende a almacenar los nutrientes y a la vez frenar el consumo de la energía almacenada.

En definitiva, al comer se produce un aumento de los niveles de azúcar y de grasa en sangre. Como respuesta a este aumento se incrementan los niveles de insulina en san-gre y ésta se encarga introducir el exceso de estos nutrien-tes en las células grasas como reserva energética. Al mismo tiempo se frena la obtención de energía a partir de la grasa existente para posibilitar la utilización de la energía recien-temente ingerida. Durante el ayuno los niveles de insulina son bajos, permitiendo la utilización de la reserva de grasa como fuente de energía y por ello, disminuyendo la cantidad almacenada.

En el organismo existe una autorregulación muy precisa para mantener los niveles de glucosa en sangre dentro un rango muy estrecho, que se realiza a través de la acción de la insulina y de otras hormonas, principalmente **el glucagón,** con el objeto de evitar las hipoglucemias. Tan malo es tener niveles altos de glucemia, por su acción tóxica, como niveles bajos al ser esta situación muy dañina para el cerebro, ya que las neuronas sólo son capaces de obtener la energía a través de la glucosa.

La resistencia a la insulina

Se trata de una alteración en la que las células del cuerpo no son capaces de interactuar con la insulina. Al no actuar la insulina no hay captación de glucosa por las células, produciendo un aumento de la glucemia en sangre. Como consecuencia se produce una estimulación sostenida del páncreas que responde segregando más insulina, con el objeto de compensar la insensibilidad de las células. Esta estimulación continuada genera un aumento de la insulina de forma crónica, es decir, el **hiperinsulinismo,** niveles inapropiadamente elevados de insulina en sangre. Al principio se consigue mantener la glucemia dentro el rango de la normalidad, sin embargo, en un momento dado, en determinados individuos no se logra compensar este desequilibrio y aparece niveles de glucosa en sangre en ayunas superiores a 126 mg/dl, es decir, la diabetes.

Como podemos ver, la resistencia a la insulina es la causa principal de la mala gestión de la glucosa. Se trata de un trastorno multifactorial en los que están involucrados tanto factores genéticos como adquiridos. El factor más importante sin duda, después del genético, es la propia obesidad, por ello es necesario evitarla con el objeto de no desarrollar diabetes en el caso de existir una predisposición.

Es fundamental aclarar que no todas las personas obesas presentan resistencia a la insulina, y aun presentando dicha resistencia solo algunas desarrollaran diabetes, por lo que se cree que se requiere simultáneamente algún condicionante genético.

¿Qué consecuencia tiene la resistencia a la insulina para el individuo?

El primer efecto, como ya hemos indicado, es el aumento de los niveles de insulina en sangre de forma mantenida, que origina una serie de consecuencias directas sobre el metabolismo que favorecen el acúmulo de grasa, es decir, el aumento de peso. Además facilita también la formación de triglicéridos a nivel hepático y disminuye el gasto energético al frenarse la quema de la grasa acumulada.

En definitiva, cuando existe una resistencia a la insulina la pérdida de peso es más difícil, ya que todo el metabolismo está orientado mantener la reserva de grasa al haber un hiperinsulinismo.

¿Qué relación existe entre la obesidad y el hiperinsulinismo?

El tejido adiposo produce la secreción de ciertas sustancias a nivel local con el objeto de autorregularse. Sin embargo, cuando existe un exceso de grasa, las mismas células grasas pueden segregar ciertos factores inflamatorios que favorecen la insulinoresistencia. Por otro lado, el hiperinsulinismo, como ya sabemos, favorece la acumulación de grasa por lo que se entra en un círculo vicioso, más obesidad más hiperinsulinismo, más hiperinsulinismo más obesidad y así sucesivamente.

36

¿Se puede invertir este proceso?

Si, la clave está en evitar los alimentos altamente procesados y muy ricos en carbohidratos de absorción rápida (bollería, pan y arroz, entre otros), dando prioridad a los alimentos que contengan carbohidratos de lenta absorción y con abundante fibra (hortalizas, frutas y legumbres). De este modo evitaremos el aumento de la glucemia de forma brusca y por lo tanto, una secreción excesiva de insulina.

Otra medida importante es perder peso, pues al disminuir la cantidad de grasa almacenada descenderán también sus efectos tóxicos y por lo tanto los factores que estimulan la insulinoresistencia. Eso puede explicar porque pequeñas pérdidas de peso mejoran los parámetros analíticos, incluso llegando a la normalización de la glucemia. Sin embargo, no debemos olvidar que el trastorno permanece latente, por lo que si se recupera el peso reaparecerán las alteraciones metabólicas.

¿Cuál es la evolución de la diabetes tipo 2?

En la fase inicial de la diabetes tipo 2 suele existir un hiperinsulinismo como consecuencia de la resistencia a la insulina. Este hecho se debe principalmente a la presencia de marcadores genéticos junto con la obesidad. Con posterioridad y debido al fracaso en los mecanismos de compensación, los niveles de glucemia aumentan apareciendo la diabetes. En fases más tardías de la enfermedad, el páncreas se agota y ya no puede producir insulina. Este hecho implica la necesidad en muchos casos de iniciar un tratamiento con dicha hormona. Debemos tener en cuenta que persistirá la resistencia insulínica y por tanto la facilidad de ganar peso. Con una dieta adecuada podemos invertir en parte este proceso, sobre todo en las fases iniciales o como mínimo retrasarlo.

El riesgo cardiovascular

El riesgo cardiovascular es la probabilidad que tiene una persona de sufrir una enfermedad vascular del corazón (una angina de pecho o un infarto) o del cerebro (una embolia o ICTUS). Al tratarse de una posibilidad, la ausencia de factores de riesgo no excluye el desarrollo de un episodio y por otro lado, la presencia de factores de riesgo tampoco implica necesariamente la aparición de un evento cardiovascular.

Existen diversos métodos para el cálculo del riesgo cardiovascular, siendo todos ellos más o menos válidos. Sin embargo, presentan ciertas limitaciones y deben ser siempre analizados en su contexto. Su utilidad es relativa, sobre todo a nivel individual, pues únicamente nos proporcionan una posibilidad no una certeza, al tratarse de un cálculo estadístico.

Entre los factores de riesgo tenemos unos no modificables como son la edad, el sexo y el perfil genético en los cuales no podemos intervenir. Sin embargo, existen otros factores modificable, es decir, la hipertensión arterial, el tabaquismo, los niveles de colesterol, la diabetes mellitus y la obesidad que son precisamente los de mayor interés ya que en ellos cabe la posibilidad de actuar de forma preventiva.

Nos centraremos únicamente en los factores de riesgo modificables y en los marcadores de riesgo cardiovascular más utilizados en la actualidad. Analizaremos su importancia para predecir un evento y en las medidas adecuadas para su control, siempre en relación a una intervención a través de la dieta y de los hábitos saludables.

Mecanismos implicados en la lesión vascular

Dada la alta incidencia tanto de los infartos cardiacos como de los cerebrales en nuestra sociedad, y teniendo en cuenta su repercusión, debemos conocer cuál es su origen y sobre todo cómo podemos prevenirlos. En todos los casos se requiere la implicación personal, pues la mayoría de medidas a adoptar son cambios tanto del estilo de vida como de los hábitos dietéticos.

Los infartos o accidentes vasculares se producen al soltarse una placa de ateroma que se encuentra adherida a la pared del vaso sanguíneo. Esta placa de ateroma está formada por la acumulación de ciertas partículas, entre ellas cabe destacar los lípidos (colesterol) y las células inflamatorias. El mecanismo por el que se forman estas placas es complejo, pero intentaremos resumir lo esencial para entender la implicación que tiene la obesidad en su origen.

En primer lugar nos referiremos a **la inflamación**, que en realidad es un mecanismo de defensa que tiene el organismo para combatir las bacterias, los tóxicos o las agresiones. En el caso de la obesidad, el estado inflamatorio crónico se origina por la acción de ciertas sustancias tóxicas segregadas por las propias células grasas. Esta situación da lugar a la lesión inicial de la placa de ateroma en las arte-

40

rias, permitiendo posteriormente el acúmulo de las distintas partículas en la superficie de dicha pared vascular. En fases más tardías, esta placa se puede desprender dando origen al trombo con sus indeseables consecuencias.

Otro factor que interviene de forma indirecta en la formación de las placas de ateroma es la acción oxidante de **los radicales libres**. Éstos al carecer de algún electrón reaccionan con otras moléculas de nuestro organismo captando sus electrones, y con ello modificando la estructura y la funcionalidad de dichas moléculas. Hoy sabemos que el cuerpo humano, como cualquier otro material, se oxida y por tanto se deteriora, siendo ésta la causa del envejecimiento. Son especialmente sensibles al efecto adverso de los radicales libres los fumadores y las personas expuestas a radiaciones o contaminantes atmosféricos.

Los radicales libres tienen efectos negativos no solo sobre el sistema vascular sino también pueden producir otras enfermedades como son: el cáncer, la osteoporosis y la demencia entre otras. En la actualidad conocemos ciertas sustancias capaces de neutralizar en parte dichos radicales evitando así el deterioro celular. Nos referimos a **los antioxidantes,** que obtenemos de las frutas, las verduras, el vino, el ajo y el chocolate principalmente. Los antioxidantes más significativos son las vitaminas E, C y A, además del licopeno presente en el tomate y la zanahoria. Su efecto beneficioso está ampliamente demostrado por múltiples estudios [13].

Por último analizaremos los **niveles lipídicos en sangre,** principalmente el colesterol y los triglicéridos, dado que son unos de los factores de riesgo cardiovascular que podemos y sabemos controlar. Lo primero de todo es conocer realmente de qué estamos hablando, por ello a continuación trataremos de aclararlo de forma sencilla.

El colesterol es un lípido de gran importancia en nuestro organismo. Forma parte de las membranas celulares y participa en las interconexiones neuronales. Es también un precursor de la síntesis de la vitamina D, de diversas hormonas (las hormonas sexuales y el cortisol) y de las sales biliares. Dada su importancia la mayor parte del colesterol es sintetizado por el organismo. Si los alimentos que comemos no contienen nada de colesterol se aumenta su producción y cuando nos excedemos se frena. Sólo una minoría de personas con una alteración del gen Apo E parece ser más sensible a la ingesta tanto de colesterol como de grasas saturadas y únicamente en estos casos es imprescindible recomendar una dieta pobre en lípidos.

Los triglicéridos, son unas moléculas formadas por la unión de tres cadenas de ácidos grasos al glicerol, siendo la principal reserva energética del organismo. Son sintetizados principalmente en el hígado y en el tejido graso a partir del exceso de calorías aportadas por la dieta en forma de grasa o azúcares. Su síntesis aumenta con la ingesta de alcohol, siendo este último dato importante a tener presente si se tienen los niveles de triglicéridos altos.

Las lipoproteínas están formadas por la unión de distintas moléculas, permitiendo el transporte de los lípidos en sangre. Como sabemos todas las grasas son insolubles en el agua, por ello los lípidos se rodean de una serie de sustancias (proteínas y fosfolípidos) formando un conglomerado con una capa externa polar que los hacen solubles al agua, y de este modo pueden circular libremente por la sangre.

Las lipoproteínas se clasifican según su tamaño y su densidad. Cuantas más proteínas contengan serán más densas, mientras si tienen más grasa serán menos densas. Las que más colesterol transportan son las **lipoproteínas de**

baja densidad (LDL), siendo éstas las encargadas de trasportar los lípidos a las células. Son las llamadas "colesterol malo" al favorecer la creación de las placas de ateroma en las arterias, pudiendo dar lugar a la obstrucción vascular y consecuentemente al infarto coronario y al cerebral. Las **lipoproteínas de alta densidad (HDL)**, también llamadas "colesterol bueno", promueven el proceso inverso, es decir, transportan el colesterol desde las células al hígado y ayudan a inhibir la formación de las placas mencionadas.

Marcadores de riesgo cardiovascular

Los marcadores de riesgo cardiovascular son una serie de parámetros analíticos y antropológicos que se asocian con un aumento de la incidencia de enfermedad cardiovascular. Se les deben dar la importancia que tienen, pero sin pasarse, especialmente si sus valores no se desvían exageradamente de los intervalos recomendados.

En la actualidad los niveles de colesterol se han convertido casi en una obsesión generalizada. En las consultas médicas, tras explicar a los pacientes el resultado de la analítica realizada por cualquier causa, la pregunta final en un 80% de los casos es ¿cómo está mi colesterol?, quedando en un segundo plano el objetivo real de la analítica realizada. Esto se debe exclusivamente a las campañas de divulgación realizadas de forma constante, a decir verdad con mucha carga comercial. En la mayoría de casos no se tienen los conceptos claros y como es lógico aún menos el peligro real existente sobre nuestra salud.

El colesterol es sólo un factor de riesgo como otros muchos más. No debemos olvidarnos de otras alteraciones que pueden tener incluso mayor implicación en el desarrollo de un evento cardiovascular. Entre ellas destacaremos la obesidad, la hipertensión, los niveles altos de triglicéridos, el tabaquismo, el sedentarismo, el estrés y la diabetes.

A continuación trataremos los distintos marcadores de riesgo cardiovascular, centrándonos únicamente en los dependientes del comportamiento dietético. Debemos considerar en primer lugar el perfil lipídico, posteriormente introduciremos unas puntualizaciones de otros marcadores inflamatorios y del síndrome metabólico todos ellos muy relacionados con el exceso de peso.

Perfil lipídico

Las cifras de colesterol y triglicéridos aisladas confieren escasa información. Se requiere conocer no solo la cantidad total en sangre sino también su composición. El riesgo tradicionalmente se ha establecido en relación a los niveles del HDL y del LDL colesterol, conocido popularmente como el colesterol bueno y el colesterol malo respectivamente. Si el colesterol total está por encima del recomendado, lo deseable es tener el HDL (el bueno) alto y el LDL (el malo) bajo. Sin embargo, no debemos olvidarnos de la necesidad de mantener además unos niveles de triglicéridos dentro de los límites de la normalidad.

Los distintos consensos nacionales e internacionales dan diferentes recomendaciones en cuanto a los niveles de lípidos deseables en relación a una serie de características del individuo como son: la edad, el sexo y las enfermedades concomitantes. No vamos a concretar los valores recomendados ya que en realidad los rangos son variables.

Resulta más útil calcular unos coeficientes que nos orientan del riesgo cardiovascular. Nos referiremos únicamente a los más utilizados por su facilidad de cálculo y su capacidad de proporcionar una orientación precisa. Los tres coeficientes clásicos son:

- Colesterol total dividido por el HDL, supone un riesgo aumentado si es mayor de 5
- LDL dividido por el HDL, supone un riesgo aumentado si es mayor de 3
- Triglicéridos dividido por el HDL, supone un riesgo aumentado si es mayor de 3.

Veamos unos ejemplos analizando la tabla adjunta, donde se muestra claramente el bajo significado que tiene un valor de colesterol aislado.

CASO	1	2	3	4	Riesgo
Colesterol	220	215	254	263	
HDL- C	48	31	86,9	47	
LDL- C	140	112	135	153	
Triglicéridos	141	138	162	190	
Colesterol / HDL	4,5	6,9	2,93	5,5	>5
LDL / HDL	2,9	3,6	1,56	3,2	>3
Triglicéridos / HDL	2,9	4,4	1,9	4,8	>3

En el caso 2, a pesar que el valor de colesterol no es alto (215), como el HDL es bajo (31) existe un riesgo mayor que en el caso 1, donde los niveles de colesterol están algo más elevados (220) pero el HDL es mayor (48).

En el caso 3, el colesterol es alto (254) pero el riesgo es bajo por ser el HDL también alto (86,9). Mientras que en el caso 4, con niveles semejante de colesterol (263) al caso 3, tiene el riesgo elevado por tener un nivel alto de LDL (153) y moderado de HDL (47).

Recientemente se está dando cierta importancia al llamado Colesterol No-HDL, obtenido al restar el HDL-colesterol al colesterol total, es decir:

$$No\text{-}HDL = Colesterol\ total - HDL$$

El colesterol No-HDL refleja de forma indirecta los niveles de la Apo-B, siendo esta lipoproteína la de mayor implicación en la formación de la placa de ateroma. De hecho, estudios epidemiológicos nos indican que el Colesterol No-HDL es un predictor superior del riesgo cardiovascular en comparación con el LDL-Colesterol [14]. Sin embargo, su uso no está aún generalizado en la práctica clínica diaria.

Otro nuevo concepto a tener en cuenta es el número de partículas de lipoproteínas que circulan en la sangre, las llamadas **LDL-P**. Cuantas más pequeñas sean las lipoproteínas habrá más partículas para trasportar la misma cantidad de colesterol y por lo tanto será mayor la superficie en contacto con la pared vascular. Cuando el nivel de triglicérido se eleva, el número de partículas (LDL-P) es mayor. En consecuencia a igual nivel de colesterol, el riesgo será mayor si los triglicéridos están elevados por el aumento de las LDL-P.

Hoy en día se piensa que lo primordial es el número de partículas más que el valor de colesterol total. Diversos estudios muestran que niveles elevados de LDL-P implican un mayor riesgo cardiovascular [15]. Sin embargo, hoy por hoy no está disponible su determinación en la clínica habitual.

Es importante insistir que la cantidad de colesterol que se come influye muy poco en su nivel en sangre. De todos modos, se sigue recomendando reducir su ingesta cuando dichos índices están elevados.

Por último, hemos de recordar que los niveles de triglicéridos en sangre también tienen gran repercusión sobre el riesgo cardiovascular, como así se ha demostrado en múltiples estudios [16]. Esto se debe a que los triglicéridos son los responsables del aumento del LDL colesterol y principalmente del número de partículas totales de LDL. Los triglicéridos pueden disminuirse de forma significativa solo con suprimir la ingesta de alcohol y los hidratos de carbono de absorción rápida de la dieta, es decir, los azúcares.

Marcadores inflamatorios

Está demostrado que la cantidad de grasa corporal está directamente relacionada con inflamación crónica y ambos factores aumentan el riesgo cardiovascular [17]. En la actualidad se conocen varios indicadores de la inflamación con posible implicación en el riesgo cardiovascular, entre ellos tenemos la homocisteína, el fibrinógeno y la proteína C-reactiva.

Existen otros marcadores inflamatorios, aún en fase de estudio, que probablemente serán incorporados en un futuro a la clínica habitual si se demuestra su utilidad.

Síndrome metabólico

Es un conjunto de alteraciones metabólicas que coincide en un mismo individuo. Todas ellas se relacionan con un incremento de la probabilidad de padecer alguna enfermedad cardiovascular.

Los criterios para establecer los componentes propios de este síndrome han ido variando a medida que se ha ido conociendo su relevancia e implicación en las alteraciones metabólicas. En la actualidad se considera criterios mayores: la resistencia a la insulina, la obesidad abdominal y las alteraciones lipídicas. Todos ellos muy dependientes de la dieta y la actividad física, por lo que es necesario conocerlos para entender las bases de una dieta saludable.

Las personas con este síndrome con frecuencia pueden presentar también hipertensión, intolerancia a la glucosa o diabetes, aumento de los andrógenos (en la mujer), alteraciones de la coagulación, aumento del ácido úrico entre otras anomalías. En realidad no se trata de una enfermedad sino, como hemos indicado, de un conjunto de problemas de salud coincidentes en un mismo individuo. Su origen se debe a la combinación de factores genéticos y factores adquiridos muy ligados al estilo de vida, en especial por la sobrealimentación y por la ausencia de actividad física.

¿La administración de antioxidantes en forma de comprimidos puede rejuvenecer o al menos retrasar el envejecimiento?

Realmente no hay constancia que los suplementos de estas sustancias, en forma de comprimidos o añadidas a los alimentos, tengan las mismas acciones positivas que las encontradas en los alimentos de forma natural [18]. Por el contrario, en algún caso a dosis altas se han evidenciado efectos adversos como advirtió la Biblioteca Cochrane [19] en 2008. Por ello se deben considerar estas sustancias como unos medicamentos y por lo tanto, evitar su uso indiscriminado y respetar las dosis recomendadas.

Lo único constatado en la actualidad para mantenerse joven, con algo de suerte claro está, es realizar una dieta saludable y una actividad física y mental de forma regular.

Si el colesterol que ingerimos no influye en los niveles del colesterol en sangre ¿debemos despreocuparnos de lo que comemos?

No, debemos realizar un aporte adecuado sin excedernos. Aunque el organismo sea capaz de gestionar lo que comemos, siempre y cuando todo funcione correctamente, hemos de ser moderados en el consumo de los alimentos ricos en colesterol para mantener el equilibrio nutricional. Tanto la grasa como los hidratos de carbono influyen en los niveles lipídicos, por lo que para optimizar su valores es esencial realizar una dieta adecuada. No hemos de fijarnos tanto en la cantidad de huevos que tomamos como en intentar realizar una dieta saludable en su conjunto. Sólo en el caso de presentar niveles realmente altos de colesterol, posiblemente debido a alguna alteración metabólica, se requiere limitar de forma específica su aporte.

¿Qué hay de verdad sobre los alimentos sin colesterol y los alimentos que reducen el colesterol?

Mucho marketing y sólo un poquito de verdad. Nos podemos encontrar en el mercado alimentos "sin colesterol" como es el caso de los zumos de frutas, sólo faltaría que tuvieran colesterol, o el caso de los huevos "sin colesterol", ¿es esto posible?

Si nos referimos a los productos lácteos elaborados como son el Danacol, el Benecol, el Naturcol, la Flora Pro Activ y otros muchos, en los que se asegura que disminuyen los niveles de colesterol, no lo negaremos pues ha sido incluso reconocido por la agencia europea EFSA [20]. A estos alimentos se les añade fitoesteroles, que son unos lípidos procedentes de los vegetales con probada acción reductora del colesterol. Sin embargo, debemos remarcar su discreto efecto en la disminución del colesterol, del orden del 7 al 10%. Su mecanismo de acción es por competición a nivel intestinal en la absorción del colesterol. Se recomienda no pasar de los 3 gramos al día de esteroles. Es decir, se debe tomar menos de dos botellines diarios, dado que en general contienen 1,6 gramos de fitoesteroles por unidad. Estos productos se deben consumir como postres pues para evitar la absorción del colesterol hace falta que estén en el intestino a la vez que los alimentos, si se ingieren en ayunas su efecto sobre el colesterol será menor.

¿Por qué para disminuir los triglicéridos se debe reducir los azúcares y el alcohol?

Los triglicéridos en sangre proceden en gran parte del exceso de carbohidratos junto con el alcohol ingerido, siendo el hígado el encargado de su transformación, como analizaremos más adelante. Tanto los azúcares como el alcohol comparten la misma vía metabólica, generando triglicéridos y el consiguiente aumento de estos en sangre. Por ello al disminuir ambos sustratos los niveles de triglicéridos disminuyen.

¿Puede curarse realmente el síndrome metabólico?

En realidad no se puede cambiar la constitución del organismo pero sí se dispone de pautas dietéticas y de tratamientos farmacológicos para mejorar las alteraciones metabólicas existentes. Se debe tomar las medidas necesarias para disminuir el peso, los lípidos, la glucemia y los parámetros inflamatorios. Para ello es imprescindible realizar una dieta correcta y aumentar el ejercicio físico. Por otro lado, debemos saber que sin estos cambios en el estilo de vida de poco sirven los fármacos.

Los principios inmediatos

Cuando hablamos de principios inmediatos nos referimos a los nutrientes que debemos tomar con la dieta para mantener el buen funcionamiento del organismo. El agua, los minerales y las vitaminas no aportan calorías, sí en cambio los hidratos de carbono, las proteínas y los lípidos como veremos a continuación.

Se considera que un nutriente es esencial cuando el organismo no es capaz de sintetizarlo, por lo que es necesario obtenerlo a través de la dieta. Así ocurre con el agua, las vitaminas, los minerales y ciertas grasas y aminoácidos. La carencia de estas sustancias origina ciertas enfermedades que se resuelven tras incorporar el nutriente deficitario a la dieta. Así el escorbuto que presentaban los marineros se resolvió añadiendo fruta a su dieta, concretamente cítricos, por su alto contenido en vitamina C. El resto de nutrientes, los no esenciales, se pueden obtener a partir de otras sustancias de la dieta por lo que su ingesta no es imprescindible.

Es importante conocer las funciones específicas de cada nutriente ya que nos podrá ayudar a comprender muchos conceptos dietéticos. Algunos principios inmediatos poseen una función estructural al formar parte de las propias células. Principalmente son las proteínas, pero también ciertas grasas y carbohidratos así como algunos minerales, por ejemplo el calcio de los huesos. Las vitaminas y los minerales tienen una función metabólica, es decir, participan en las reacciones químicas del organismo. Por último, las grasas y los hidratos de carbono son la principal fuente y reserva de energía.

Los lípidos

Los lípidos son un grupo heterogéneo de moléculas, insolubles en agua, que constituyen la principal fuente de reserva energética de los seres vivos. Nos referimos a grasas cuando se encuentran en estado sólido a temperaturas suaves, mientras que hablamos de aceites si se mantienen en estado líquido. Su función en el organismo no es exclusivamente como fuente de energía sino que también tiene un papel esencial en el mantenimiento de la temperatura corporal, la protección física de los órganos, como integrante de la estructura de la pared de las células y como precursores de algunas hormonas, vitaminas y otros componentes del organismo.

La grasa está constituida fundamentalmente por **ácidos grasos** que al unirse entre sí forman cadenas complejas, entre las cuales encontramos **los triglicéridos,** que son la principal reserva energética de los animales. Existen unos ácidos grasos esenciales, que como ya hemos apuntado, el organismo no puede sintetizarlos por lo que debemos obtenerlos de la dieta. Nos referimos al ácido linoleico (omega 6) y al ácido linolénico (omega 3).

Dentro del grupo de los lípidos se encuentra también **el colesterol,** que presenta una estructura diferente, no siendo un nutriente esencial ya que es sintetizado por el hígado.

La creencia de que las grasas son las responsables de las enfermedades cardiovasculares, como los infartos o las embolias cerebrales, es una verdad a medias. No todas las grasas son iguales y su comportamiento en cuanto al riesgo cardiovascular es diferente. Lo primero que debemos conocer son las características de los distintos tipos de grasas, para después poder valorar las ventajas e inconvenientes de cada una de ellas y así poder establecer el tipo de la grasa más adecuada para una dieta saludable.

Las grasas saturadas, caracterizadas bioquímicamente por no presentar dobles enlaces al estar unidas a moléculas de hidrógeno. Se encuentran en los alimentos de origen animal como son las carnes, los embutidos, la leche y sus derivados. También están presentes en algunos aceites de origen vegetal como el aceite de coco o el de palma, utilizados en la bollería industrial, aperitivos salados y productos transformados.

Las grasas insaturadas son las que tienen ácidos grasos con dobles enlaces. Se encuentran en alimentos de origen vegetal como en los aceites (oliva, girasol y maíz), los frutos secos (nueces, almendras y avellanas) y en algunas semillas (sésamo, girasol y lino). También se hallan en los alimentos de origen animal como por ejemplo en los pescados.

Dentro de este grupo de grasas distinguimos tres tipos:

- **Las grasas monoinsaturadas** (con un único doble enlace), se tratan de ácidos grasos no esenciales. El más representativo es el ácido oleico, presente principalmente en el aceite de oliva, también encontramos otros ácidos grasos monoinsaturados en los aceites de semillas (girasol y colza), en los frutos secos (nueces, almendras y avellanas entre otros) y en el aguacate.

- **Las grasas poliinsaturadas** (con dos o más dobles enlaces), todas ellas son ácidos grasos esenciales por lo que se deben obtener directamente de la dieta. Existen dos familias dentro de este grupo: **los Omega 6** que se encuentran en los frutos secos, principalmente en las nueces, en los huevos y en las aves de corral; y **los Omega 3** que se hallan en el aceite de lino y en las nueces, pero preferentemente en los pescados grasos como el salmón, el arenque, el atún, la caballa, la anchoa y la sardina.

- **Las grasas trans:** son grasas obtenidas por la hidrogenación de aceites vegetales a través un proceso industrial, modificando su configuración y pasando a ser grasas saturadas. En este proceso se producen diversos cambios en sus propiedades físicas y químicas consiguiendo mantenerlas en estado sólido a temperatura ambiente. Se han utilizado de forma masiva en la industria alimentaria, ya que facilita enormemente su almacenamiento, su conservación y permite su incorporación en los alimentos sólidos. Estos cambios suponen una gran mejora en el aspecto de muchos alimentos procesados, junto con una evidente prolongación en su duración.

Las grasas trans se nos vendieron como muy saludables, recomendándonos incluso sustituir la grasa saturada por esta nueva modalidad, tal fue el caso de fomentar el consumo de la margarina frente a la mantequilla. En realidad fue un gran error. Múltiples estudios epidemiológicos demostraron, décadas después, que lejos de aportar ventajas de salubridad eran en realidad nocivas, con un claro efecto negativo sobre el corazón [21]. La legislación americana obliga, en todos los alimentos elaborados, a especificar en el etiquetado el porcentaje de grasa trans que contienen. En España no ocurre lo mismo al no estar legislado. Así en las etiquetas de los alimentos únicamente se hace referencia a la presencia de grasa vegetal sin más, lo que confunde al consumidor. Es decir, la información que se nos transmite es engañosa, pues en realidad lo que contienen estos alimentos son grasas saturadas obtenidas de forma artificial. Las grasas trans se encuentran principalmente en los alimentos fritos, en los productos horneados (bizcochos, bollos, galletas entre otros) y en las comidas preparadas.

Las grasas en los alimentos

G. Saturada	G. Monoinsaturada
Carnes y embutidos	Pescados
Leche y derivados	Aceites (oliva, girasol y maíz)
Aceites (palma y coco)	Frutos secos
	Semillas (sésamo y girasol)
G. Poliinsaturada Omega 6	**G. Poliinsaturada** Omega 3
Aceites (soja y colza)	Pescado graso
Frutos secos	Frutos secos
Huevos	Aceite (lino)
Aves de corral	

Todos los alimentos que contienen grasas presentan de forma natural los distintos tipos de grasas. Así el aceite de oliva puede contener entre el 8 y el 20% de grasa saturada y en el caso del pollo la mitad de la grasa puede ser insaturada.

También podemos encontrar grasa trans de manera natural en una concentración del 3% al 6% en los productos lácteos y en las carnes de los rumiantes (vacas, corderos y ovejas). Esto se debe a la modificación en la configuración de los ácidos grasos por acción de las bacterias que se encuentran en el rumen de estos animales. Su presencia en estos casos no se asocia a nada preocupante como ocurre en las obtenidas artificialmente [22]. La grasa presente en los alimentos naturales mantiene una proporción adecuada de ácidos grasos, no ocurriendo lo mismo en los alimentos elaborados.

La grasa de los alimentos es la responsable en gran parte de los sabores que percibimos y de inducir saciedad. Tiene también un efecto positivo sobre el tránsito intestinal, evitando el estreñimiento. Aporta aproximadamente 9 kilocalorías por gramo de grasa ingerida. Su asimilación requiere una serie de procesos complejos: digestión, absorción, metabolización hepática en ácidos grasos, transporte a través de la sangre y entrada en la célula hasta terminar depositada en el tejido graso como reservorio de energía.

En los últimos años los alimentos de origen animal, concretamente la carne roja, han tenido mala prensa e incluso se ha constatado una disminución en su consumo por ser la fuente principal de grasas saturadas. En el caso del pescado la creencia popular es que sus grasas no son dañinas, cosa totalmente cierta. Sin embargo, su consumo también ha disminuido, sobre todo en la población más joven, aunque por motivos muy diferentes como son: su precio elevado, su elaboración algo más complicada y su conservación delicada.

Las recomendaciones clásicas afirman que la cantidad de grasa de la dieta no debe superar el 30% de las calorías totales. En el consenso del año 2015, la FESNAD (Federación Española de Sociedades de Nutrición, Alimentación y Dietética) deja claro que la calidad de la grasa de la dieta es mucho más importante que la cantidad. Esta es la razón por la que debemos siempre tener presente el tipo de grasa que ingerimos. El aumento en la ingesta de grasa a través de más pescado graso, aguacate o frutos secos puede ayudar a mejorar nuestro metabolismo sobre todo si disminuimos la grasa de los alimentos elaborados.

Los datos publicados apuntan a que las grasas no son las principales responsables de la obesidad, ni incrementan por sí mismas el riesgo cardiovascular [23]. Sin embargo, existen indicios que tras reducir las grasas saturadas se disminuye el riesgo cardiovascular [24]. Es por ello que se sigue recomendando moderar la ingesta de grasas saturadas y reemplazarlas por grasas insaturadas.

¿Existe realmente alguna grasa perjudicial para la salud?

Sí, existen datos concluyentes que demuestran que las grasas trans artificiales provocan en el organismo un efecto negativo, ya que aumenta los niveles de LDL colesterol y de triglicéridos y a su vez, reducen el HDL colesterol (el bueno) en sangre, favoreciendo con ello el riesgo de padecer enfermedad coronaria [25]. En algunos países está prohibido su uso en cantidades elevadas. Dejando aparte las grasas trans, está ampliamente aceptado que las grasas insaturadas, ya sean monoinsaturadas o poliinsaturadas, no son dañinas, más bien todo lo contrario.

¿Pero qué pasa con las grasas saturadas?

Los datos actuales no son concluyentes en absoluto. Aunque algunos estudios demuestran que las grasas saturadas pueden elevar los niveles de colesterol total y del colesterol LDL (el llamado malo), este incremento no ocurre en todos los individuos. Hemos de recordar la denominada "paradoja francesa". Los franceses son conocidos por su elevado consumo de grasas saturadas en forma de patés, mantequilla, carnes, nata, quesos y otros, pero sin embargo, presentan una menor incidencia de muerte por enfermedad coronaria que en los Estados Unidos y otros países con ingestas menores [26].

La sustitución de parte de la grasa saturada por grasa poliinsaturada o por hidratos de carbono disminuyó el riesgo de muerte por infarto miocardio, como se evidenció en el año 2009 en el análisis de once estudios realizados sobre una población de 340.000 individuos [27]. En esta misma línea la Biblioteca Cochrane [28], como resultado de una extensa revisión en 2011, concluyó en la necesidad de reducir las grasas saturadas al constatarse una disminución de un 14% del riesgo cardiovascular tras moderar su ingesta.

¿Todas las carnes presentan las mismas características en cuanto a sus grasas?

No, en realidad sus propiedades varían ampliamente. Lo que más influye en la calidad de un alimento es su origen. Así la carne procedente de animales libres alimentados con pasto, contienen en general una concentración mayor de grasa omega 6 y por ello mejor salubridad. Si la carne procede de animales criados industrialmente, además de tener mayor cantidad de grasa saturada, pueden contener toxinas (antibióticos, hormonas y otras sustancias) al acumularse en la grasa. Este último aspecto no debe preocuparnos demasiado ya que la legislación es muy estricta y se realizan controles de forma sistemática.

Lo más aconsejable es diversificar la fuente, siempre adquirir los alimentos cárnicos en comercios garantizados y retirar la grasa periférica si el animal no ha sido criado en libertad.

Las llamadas "carnes blancas" (pollo, pavo, conejo y cerdo) no se han relacionado con enfermedades cardiovasculares. Por lo tanto, pueden considerarse tan seguras como el pescado. Es importante tener siempre presente que la calidad depende en gran parte de la crianza de los animales.

¿Son realmente saludables las grasas omega?

No hay duda de sus beneficios a nivel cardiovascular [29]. Se han de tomar en la cantidad suficiente para cubrir las necesidades de ácidos grasos esenciales. Debemos resaltar que en la actualidad no se están cubriendo estos requerimientos de forma generalizada debido a una ingesta limitada, principalmente de pescado. Los últimos estudios destacan que es aconsejable mantener una proporción determinada en la ingesta de ambos tipos de grasas omega para conservar todos sus beneficios. Sin embargo, se requieren más estudios antes de poderlo confirmar de forma definitiva.

En realidad a nivel práctico y de momento, lo único que debemos tener presente es la necesidad de aumentar la ingesta de pescado para cubrir los requerimientos de omega 3.

¿Son beneficiosos los alimentos suplementados con omega 3?

Una ingesta adecuada de ácidos grasos omega 3 promueve la disminución de la concentración sanguínea de triglicéridos y de la presión arterial así como de la agregación plaquetaria [30]. Sin embargo, no debemos pensar que este tipo de grasas sean milagrosas como nos está inculcando la industria.

No está demostrado que con la suplementación de omega 3 en los alimentos se prevengan las enfermedades cardiovasculares [31]. No por ello debemos dejar de consumir dichos alimentos, como es el caso de la leche y sus derivados, ya que lo que sí se ha verificado es que no son nocivos [32]. Ahora bien, como siempre decimos, la moderación es lo ideal.

No se aconseja en general la toma de complejos vitamínicos con ácidos grasos omega, por el peligro de la oxidación de los mismos si se ingieren en exceso. Hemos de recordar que con los alimentos naturales ingerimos tantos ácidos grasos omega como antioxidantes, los cuales nos protegen de la oxidación.

Los carbohidratos

Los carbohidratos, también denominados glúcidos o azúcares, son moléculas hidrocarbonadas, es decir, compuestos por átomos de carbono, oxígeno e hidrógeno exclusivamente. Son utilizados principalmente por las células para obtener la energía. Su aporte energético es de 4 kilocalorías por gramo. Una pequeña parte de los glúcidos son almacenados en forma de glucógeno en el hígado y en los músculos de los animales, en el caso de los vegetales se guardan en forma de almidón. El excedente de los carbohidratos ingeridos es metabolizado en el hígado convirtiéndolos en grasas, para posteriormente ser acumuladas en el tejido adiposo como reserva energética. Además algunos hidratos de carbono tienen una importante función estructural al formar parte de la estructura del organismo y de la membrana celular.

Desde el punto de vista nutricional, los carbohidratos se clasifican en moléculas simples de pequeño tamaño que el organismo las absorbe y transforma en energía de forma rápida, son **los monosacáridos** (glucosa, galactosa y fructosa) y **los disacáridos** (sacarosa, lactosa y maltosa); y en moléculas complejas, **los polisacáridos** que están constituidos por la unión de varios monosacáridos. Éstos últimos, al estar formados por cadenas de moléculas más o menos largas, requieren un procesamiento previo a su absorción intestinal, siendo por tanto de asimilación más lenta.

Los carbohidratos en los alimentos

Monosacárido y disacáridos naturales	Monosacáridos añadidos
Azúcar mesa	Zumos y refrescos
Miel	Repostería industrial
Frutas	Alimentos elaborados
Polisacáridos con fibra	**Polisacáridos sin fibra**
Legumbres	Harina y cereales refinados
Harina y cereales integrales	Pan blanco
Pan integral	Arroz blanco
Arroz integral	
Patata	

Los carbohidratos se encuentran en los alimentos en forma de azúcar (monosacáridos) o almidón (polisacáridos) principalmente en los vegetales (cereales, frutas y legumbre). Los alimentos de origen animal prácticamente no contienen carbohidratos, excepto la leche y sus derivados.

Los alimentos vegetales ricos en carbohidratos, como las legumbres, el arroz y las patatas, fueron en tiempos de hambruna los más consumidos. Proporcionaron las calorías suficientes pero al faltar otros nutrientes esenciales se produjeron enfermedades carenciales en la población.

Los carbohidratos en los alimentos naturales se ingieren conjuntamente con la fibra y los minerales propios de estos alimentos, requiriendo ser fragmentados previamente a su absorción a nivel intestinal. Su asimilación es por lo tanto gradual y lenta, produciendo un aumento discreto de la glucosa en sangre. Hablamos en este caso de alimentos de bajo índice glucémico.

Por el contrario, si se toman los llamados alimentos refinados, es decir, aquellos en cuya elaboración industrial se les extrae la fibra, la absorción de éstos será más acelerada. En este caso la glucosa alcanzará rápidamente el torrente sanguíneo originando picos altos de glucemia, teniendo por tanto un índice glucémico elevado. Este concepto será desarrollado extensamente más adelante, por su influencia en la acumulación de grasa y por lo tanto en el peso de los individuos.

En la elaboración de los alimentos refinados, éstos se someten a la separación de las llamadas "impurezas", eliminándose la fibra, las vitaminas, los minerales y los antioxidantes. De este modo se obtienen alimentos de absorción rápida con un mayor contenido porcentual de carbohidratos respecto a los alimentos originales, aunque de menor calidad nutricional. Por lo tanto de impurezas nada de nada, todo lo contrario, al perderse los componentes más saludables.

En los alimentos naturales el contenido de hidratos de carbono representa como máximo el 50% de su peso. Así, el contenido de azúcares en la fruta supone como máximo del

20 al 30%, siendo la mayor parte de su composición agua. En las legumbres, la cantidad de carbohidratos es el 50% de su peso. La diferencia más significativa entre estos dos tipos de alimentos está en la velocidad de absorción, siendo más rápida en la fruta al tratarse de carbohidratos simples (fructosa), mientras que en las legumbres al contener polisacáridos se requiere una fragmentación previa que enlentece su asimilación.

Las dietas ricas en carbohidratos refinados causan una serie de efectos importantes que requieren ser destacados. Como ya hemos indicado, producen un incremento relativo de la cantidad porcentual de carbohidratos y una absorción rápida de los mismos al haberse eliminado la fibra, favoreciendo el acúmulo de grasa. A su vez, originan un aumento de los indicadores inflamatorios y consecuentemente alteraciones metabólicas de signo negativo [33].

Por último, hemos de referirnos a los jarabes edulcorantes elaborados a base de fructosa, glucosa y agua, es decir, puro azúcar. Se utilizan en la industria alimentaria como sustitutos del azúcar al ser más baratos. Se obtienen principalmente a partir de la fructosa del maíz que tiene un gran poder edulcorante. Los encontramos especialmente en los refrescos y en los zumos así como en los dulces, las galletas y la bollería en general.

La influencia de los carbohidratos en el sobrepeso es indiscutible como se ha demostrado en numerosos estudios. En 2012 se publicó un meta-análisis [34] en el que se evidenció que un mayor consumo de azúcar se asocia con un mayor peso. Este mismo estudio demostró también que al sustituir los azúcares simples por otros carbohidratos de cadena compleja, no se producían diferencias significativas en el peso, es decir, persistía el aumento de peso.

¿Qué beneficios aportan los alimentos refinados?

Al eliminar la fibra se consigue hacer los alimentos más apetecibles, modificando su apariencia, textura y sabor, al tiempo que se facilita su cocción. Todas estas características son muy apreciadas en la sociedad actual, pero únicamente aporta desventajas a nuestro organismo. No sólo se pierde parte de los minerales y las vitaminas sino que al ser estos alimentos más fácilmente digeribles, la sensación de saciedad es menor, lo que provoca nuevas ingestas y con ello una ganancia progresiva de peso.

¿Qué diferencia existe entre la glucosa y la fructosa?

La fructosa es un monosacárido como la glucosa. Se encuentra principalmente de forma natural en la fruta. Se metaboliza de manera muy diferente a la glucosa ya que requiere ser trasformada en el hígado. El impacto de la fructosa sobre la glucemia es menor por lo que se utiliza en los alimentos para diabéticos, aunque no deja de ser un azúcar y contener las mismas calorías. Si el aporte de fructosa es tomado en ausencia de fibra, por ejemplo a través de los refrescos o los alimentos procesados, no se ralentiza su absorción y su impacto glucémico aumenta. Además, la ingesta alta de fructosa de forma aislada puede provocar alteraciones metabólicas como es la resistencia a la insulina [35].

¿Los carbohidratos aumentan el riesgo cardiovascular?

Está demostrado que los hidratos de carbono no solo favorecen la obesidad sino también originan un aumento de los niveles del colesterol y de los triglicéridos e incrementan la incidencia de las enfermedades cardiovasculares, la hipertensión y la diabetes. Los responsables principales son los alimentos procesados y los alimentos con alto contenido

66

en fructosa [36]. Este efecto nocivo se ha verificado incluso en individuos sin obesidad y en atletas consumidores de grandes cantidades de fructosa [37]. Es importante aclarar que tanto la glucosa como la fructosa ingerida con los productos naturales, como por ejemplo la fruta y las legumbres, no tienen efectos adversos de ningún tipo, más bien todo lo contrario.

Las proteínas

Las proteínas son moléculas formadas por aminoácidos. Son imprescindibles para la vida al proporcionar la estructura a todos los seres vivos, como por ejemplo los músculos, los ligamentos, los tendones, los órganos, las glándulas y los huesos. También son proteínas la estructura química de las enzimas, las inmunoglobulinas y las hormonas entre otros. Sólo en caso de necesidad, el organismo transforma las proteínas en glucosa para posteriormente obtener energía. Se calcula que un gramo de proteína proporciona 4 kilocalorías.

Las proteínas que tomamos con la dieta se descomponen en aminoácidos. Después el organismo utilizará estos aminoácidos para elaborar sus propias proteínas. Un buen símil es considerar a los aminoácidos como las letras del abecedario que al unirse forman las palabras. Así los aminoácidos al unirse forman las distintas proteínas propias de cada especie.

El aporte de proteínas a través de la dieta es requerido de forma continuada, no sólo durante el período de crecimiento. La dieta debe proporcionar los aminoácidos necesarios de forma regular para reponer las pérdidas que se van produciendo al no existe un reservorio en el organismo. Las fuentes dietéticas principales de proteínas son las carnes, los pescados, los huevos, las legumbres, los frutos secos, los cereales y los productos lácteos.

Con los alimentos obtenemos los 20 aminoácidos necesarios, ocho de los cuales al no poderlos sintetizar los humanos se deben obtener exclusivamente a través de la comida. Estos son los llamados aminoácidos esenciales.

La mayoría de vegetales tienen proteínas de bajo valor biológico al no disponer de los aminoácidos esenciales. Éstos se encuentran únicamente en la leche, los huevos, la carne, los frutos secos y en la soja. En las dietas vegetarianas estrictas, en la que se excluye la leche y los huevos, sólo queda la soja y los frutos secos como fuente de estos aminoácidos esenciales. Además debemos señalar que las proteínas de los vegetales tienen un aprovechamiento más bajo que las procedentes de la carne al ser su asimilación menos eficaz.

Las proteínas en los alimentos

Con aminoácidos esenciales	Sin aminoácidos esenciales
Carnes y pescados	Legumbres
Leche y derivados	Cereales
Huevos	
Soja	
Frutos secos	

El consumo de proteínas ha disminuido en los últimos años en la sociedad occidental, en parte debido a la menor ingesta de grasas saturadas con el objeto de evitar sus posibles efectos nocivos. Hemos de señalar que tanto las proteínas como las grasas saturadas se encuentran en general en los mismos alimentos (carnes, leche y quesos entre otros), por lo que al reducirlos se produce un incremento en la ingesta de carbohidratos de forma muy marcada.

En las dietas muy estrictas la energía se obtiene a partir de las proteínas, lo que ocasiona una pérdida muscular no aconsejable. En estos casos es recomendable un aporte proteico adicional para evitar el déficit.

Está demostrado que las proteínas favorecen el metabolismo fosfo-cálcico y por tanto la salud del hueso [38]. Las dietas pobres en proteínas pueden producir una pérdida de la masa ósea, disminuyendo la densidad ósea con el consiguiente aumento del riesgo de fracturas a largo plazo.

¿Son peligrosas las dietas muy ricas en proteínas?

En realidad no existen evidencias de que las proteínas produzcan alteraciones renales ni aumenten la tensión arterial [39]. Sin embargo, en el caso de presentar insuficiencia renal sí están contraindicadas este tipo de dietas al requerirse una restricción proteica.

Mientras que la grasa es un "combustible limpio" pues no produce desechos tóxicos, no ocurre lo mismo con las proteínas, ya que se libera amoniaco procedente del nitrógeno de los aminoácidos. Al ser el amoniaco tóxico, el organismo lo convierte en urea (no tóxica) para ser eliminado por la orina. El problema surge al existir un límite en la conversión de amoniaco a urea, por cuya razón las dietas exclusivamente de proteínas pueden ser muy peligrosas.

¿Qué consecuencias tienen en realidad las dietas hiperproteicas?

El primer efecto es un aumento de la saciedad, reduciéndose la cantidad de ingesta de forma espontánea. Ésta es la causa del éxito de este tipo de dietas a la hora de perder peso a corto plazo. Por otro lado su aprovechamiento es desde el punto de vista energético menos rentable, al requerirse la trasformación de las proteínas a glucosa. Esto supone un gasto energético extra, que favorece también la pérdida de peso. Sin embargo, a largo plazo este tipo de dietas no han demostrado mejor resultado que otras dietas en el mantenimiento de la pérdida de peso [40].

No obstante podemos destacar sus beneficios en el mantenimiento de la masa magra y de la masa ósea. Así como el no aumento del riesgo cardiovascular, siempre y cuando no se abuse de los alimentos cárnicos por los posibles efectos adversos de las grasas saturadas que contienen.

La fibra

La fibra está constituida por carbohidratos complejos presentes en los vegetales. Se trata de polisacáridos no digeribles por el intestino humano. Hoy sabemos que su consumo es fundamental para nuestra salud. Tiene poder saciante y juega un papel esencial en la flora intestinal, ya que sirve de alimento a las bacterias. Además, la fibra tiene la propiedad de retener ciertas toxinas impidiendo su absorción.

Se aconseja la toma de 20 gramos de fibra al día. Debemos señalar que la población occidental a menudo no ingiere la cantidad recomendada. Las calorías que aporta la fibra son escasas, del orden de 2 kilocalorías por gramo, dependiendo del tipo de alimento y el grado de absorción en cada individuo. Los estudios demuestran una reducción del riesgo de cáncer de colon y recto de hasta un 10% con la ingesta de fibra dietética [41]. No es lo mismo la fibra presente en los productos naturales que la añadida artificialmente, pues no presentan las mismas cualidades. Si en el etiquetado de los envases aparecen como ingredientes polidextrosa, inulina u oligofructosa en realidad lo que contienen es fibra añadida.

Podemos distinguir dos tipos de fibra:

Fibra insoluble en agua: la celulosa. Abunda en los alimentos integrales (harina y arroz) y en las frutas y verduras. Es muy beneficiosa para evitar el estreñimiento. Durante su tránsito a través del intestino delgado no sufre modificaciones al fermentarse principalmente en el colon. Consumida en exceso puede producir gases y la consiguiente distensión abdominal. Interfiere con la absorción de ciertos minerales (zinc, magnesio y calcio) por su alto contenido en fitatos.

Fibra soluble en agua: la pectina y la goma. Se encuentra en las legumbres, en algunos cereales (avena y cebada), en los tubérculos (patata, moniato, remolacha y zanahoria) y en muchas frutas. Este tipo de fibra capta mucha agua, aumenta el tamaño de las heces y a su vez produce una solución viscosa en nuestro sistema digestivo que ralentiza el tránsito intestinal y la absorción de los nutrientes. Por otra parte tiende a unirse a la glucosa y al colesterol dificultando también su absorción. Esta propiedad indujo a pensar su posible utilidad en los diabéticos, al interferir en la absorción del azúcar y del colesterol de la dieta. Sin embargo, se ha constatado que su efecto es muy limitado. Como consecuencia se sigue recomendando en los diabéticos una cantidad semejante de fibra a la aconsejada a la población general [42].

La fibra en los alimentos

0 gr/100g	1-3 gr/100 gr
Carnes y pescados	Fruta y verduras
Huevos	Pan blanco y galletas
Leche y quesos	Arroz blanco
Bebidas y refrescos	Pasta italiana
Aceites	Aceituna
3-7 gr/100gr	**7-10 gr/100gr**
Patata	Pan integral
Zanahoria	Legumbres
Guisantes	Frutos secos
Arroz integral	Setas

La fibra ayuda a perder peso?

De forma indirecta sí. El aporte energético de la fibra es mínimo por lo que el incremento calórico es pequeño. Por otra parte requiere un aumento de la masticación que minimiza la cantidad de alimento ingerido e incrementa la sensación de la saciedad, a la vez que ralentiza la absorción de los nutrientes.

¿La fibra evita el cáncer de colon?

Una dieta rica en fibra no protege del cáncer colon. Los

primeros estudios apuntaban a una menor incidencia de este tipo de cáncer, sin embargo, en los estudios más recientes los resultados han sido contradictorios. Actualmente se acepta que el efecto beneficioso está en las dietas ricas en vegetales, preferentemente verduras y frutas frescas, no en el contenido de fibra aislada. Para prevenir el cáncer de colon se aconseja reducir la ingesta de grasas saturadas y de las carnes rojas y por otro lado aumentar la ingesta de legumbres, frutas y verduras.

¿Es aconsejable la suplementación de fibra en la dieta?

La fibra más recomendable es la que se encuentra en los alimentos de forma natural ya que conservan todas sus cualidades. Los alimentos integrales elaborados disponibles en la actualidad a menudo lo son por el añadido de salvado y en consecuencia pierden parte de sus propiedades. Lo ideal para conseguir el aporte necesario de fibra es comer frutas, verduras, legumbres y arroz integral.

Las vitaminas y los minerales

Junto con los principios inmediatos calóricos que tomamos (proteínas, lípidos y glúcidos) también ingerimos vitaminas y minerales. Ambos compuestos tienen como características comunes que se requieren en pequeñas cantidades y que nuestro organismo no es capaz de sintetizarlos. En consecuencia es imprescindible que sean aportados con la dieta.

No vamos a hablar de todos ni de todas sus funciones ni tampoco de las consecuencias de sus carencias. Únicamente analizaremos los aspectos que se deben tener en cuenta para establecer una dieta correcta.

De los **minerales** destacaremos:

El calcio, muy importante para mantener el esqueleto y para el equilibrio metabólico, por lo que las cantidades requeridas son importantes. Para su absorción intestinal es necesaria la presencia de la vitamina D y mantener una proporción de calcio/fósforo de 1 a 4. Si la proporción de fósforo aumenta en demasía, el calcio puede precipitar y no absorberse. La principal y mejor fuente de calcio es la leche y sus derivados ya que mantienen dicha proporción.

El hierro, es un componente esencial de la sangre, originando anemia cuando existe un déficit. Los requerimientos son de 1 mg al día pero se aconseja tomar de 10 a 20 mg al día. Se encuentra principalmente en la carne roja, también en la leche, las lentejas y las espinacas. En estos dos últimos alimentos su absorción es mínima, tan sólo de un 3%.

El mito de Popeye se debe en verdad a un error cometido a finales del siglo XVIII, en el que se publicó por confusión un contenido de hierro diez veces mayor al observado. La equivocación surgió al modificar la coma, en vez de 3,5 mg se puso 35 mg. A pesar de ser desmentido a los pocos años la creencia de que las espinacas contienen gran cantidad de hierro persiste. Hoy podemos afirmar que en realidad su contenido es moderado.

En cuanto a la ingesta del resto de minerales y elementos químicos (sodio, potasio, zinc y magnesio entre otros) con una dieta variada no se producen carencias de éstos en las personas sanas.

Dentro de **las vitaminas** debemos distinguir **las hidrosolubles** (se disuelven en agua) como son las vitaminas B y C; y **las liposolubles** (se disuelven en grasa) como la vitamina A, la D y la E. Su importancia reside en que las vitaminas liposolubles se almacenan en el tejido graso, por lo que la administración en forma de comprimidos puede causar intoxicación. Por el contrario, con el exceso de aporte de las vitaminas hidrosolubles no existe dicho peligro al eliminarse por la orina.

La absorción de los complejos vitamínicos es muy limitada además de poco eficaz, lo mejor es obtenerlas directamente de los alimentos naturales.

Las últimas revisiones publicadas no constatan ningún beneficio de las vitaminas sobre el riesgo cardiovascular ni tampoco sobre la prevención del cáncer cuando son administradas en forma de suplementos [43]. Por ello la Asociación Americana del Corazón (AHA) llegó a la conclusión que sólo las vitaminas tomadas de forma integrada con la dieta conservan plenamente su eficacia.

La vitamina A y sus precursores los carotenos, se encuentra principalmente en los tomates y las zanahorias, siendo esta vitamina esencial para el mantenimiento del tejido cutáneo y la visión. Merece una especial atención **el licopeno,** por su acción antioxidante, presente también en estos alimentos y cuyo beneficio prevalece incluso tras la cocción.

Las vitaminas B, existen ocho tipos diferentes con funciones parecidas a nivel celular, actuando como moduladores químicos. En este grupo encontramos **el ácido fólico** (vitamina B_9) que se encuentra en las verduras de color intenso (judías, espinacas y pimientos entre otros) y en el huevo. Es esencial en las mujeres embarazadas para evitar malformaciones fetales. Su carencia produce pérdidas de memoria en los ancianos, siendo frecuente su déficit en este grupo poblacional ya que a menudo comen pocos productos frescos.

La **vitamina C** o ácido ascórbico actúa como antioxidante natural. Se encuentra en las frutas y las hortalizas (brócoli, col y coliflor). Debemos tener presente que esta vitamina se destruye con el calor, por lo que se pierde con la cocción. En la actualidad los estudios disponibles no son concluyentes respecto de su eficacia en la prevención del infarto de miocardio y tampoco se ha demostrado que la vitamina C evite los constipados.

La **vitamina D** es esencial para el metabolismo cálcico, su función principal es la absorción y asimilación del calcio. Se obtiene principalmente del sol, de forma natural pocos alimentos la contienen, los pescados grasos son uno de ellos. Por este motivo, esta vitamina se suele agregar a ciertos alimentos, principalmente en los lácteos.

Paradójicamente la población española presenta un déficit casi endémico de esta vitamina, mientras que no ocurre lo mismo en los países nórdicos. Esto se debe a que en general se tiende a huir del sol, caminando por las zonas con sombra.

La **vitamina E** es el único antioxidante que ha demostrado científicamente una acción preventiva contra el infarto de miocardio [44], sin embargo, no están justificados los suplementos farmacológicos con este fin. Se encuentra preferentemente en los aceites vegetales (oliva y girasol) y en los frutos secos (almendras y avellanas).

Los alimentos vegetales con mayor colorido presentan mayor índice de antioxidantes, así la sandía es más ventajosa en este aspecto que el melón. La Asociación Americana del Corazón (AHA) ha recomendado tomar con regularidad frutas y verduras crudas de color verde oscuro, naranja intenso o amarillo.

¿Son recomendables los suplementos vitamínicos o de minerales?

No, en absoluto. Hemos de destacar en primer lugar que en la actualidad es muy raro encontrar déficits de vitaminas y minerales en el adulto sano que realiza una dieta correcta y sobre todo variada. En segundo lugar debemos subrayar que no está demostrado el mismo efecto beneficioso de las vitaminas suplementadas que las ingeridas con los alimentos, como ya hemos comentado.

Únicamente se considera necesario la aportación extra en las mujeres en ciertos periodos de su vida. Hierro para evitar anemias en la edad fértil, ácido fólico previamente y durante las gestaciones, y vitamina D y calcio en la menopausia para prevenir la osteoporosis.

¿Se requieren suplementos vitamínicos en las dietas adelgazantes?

Tampoco. Incluso no son necesarios en dietas hipocalóricas si éstas se realizan correctamente. Únicamente en las dietas muy restrictivas en calorías, inferiores a 800 kilocalorías, pueden estar recomendados dichos suplementos. En el caso de los pacientes sometidos a cirugía gástrica, realizada para el tratamiento de la obesidad, también se requiere suplementar con complejos vitamínicos y minerales al existir una mala absorción a nivel intestinal como consecuencia de la propia cirugía.

Control de la ingesta

El hambre es uno de los instintos más poderosos de la
naturaleza. Está regulado por el cerebro a través de una serie de reacciones físicas y químicas. En el hombre este instinto se ha alterado como consecuencia de la abundancia
de alimentos y de la influencia ambiental y social. En la
actualidad incluso se llega a comer sin ganas, cosa que no
ocurre en ningún otro animal. Ésta es precisamente una de
las causas de la obesidad en los humanos. Por otro lado, lo
que llamamos hambre hoy en día quizás no es hambre, pues
si no comemos esta sensación desaparece al poco rato, en
especial si algún agente externo nos distrae.

El control del apetito y la regulación de la energía se
gestionan en el hipotálamo. Existe un centro de la saciedad
y otro centro del hambre que permiten la autorregulación de
la ingesta. De tal modo que dependiendo de cuál de ellos se
encuentre estimulado, nuestra actitud ante la comida será
diferente. Además tenemos el centro de control energético
que también se localiza en el hipotálamo. Éste actúa como
termorregulador para mantener la temperatura corporal dentro de ciertos límites frente a los cambios de la temperatura
externa, además de gestionar el consumo energético del organismo.

La saciedad es la respuesta a la ingesta. Su finalidad es frenar el aporte energético y su regulación es realmente muy compleja. No se limita a la sensación local gástrica de plenitud, sino que se debe a un conjunto de reacciones químicas en el hipotálamo que dependen principalmente de las hormonas gastrointestinales y de las hormonas secretadas por el propio tejido graso. Numerosos estudios han comprobado que altas concentraciones de ciertas hormonas (leptina y GLP1) y bajas concentraciones de otras (ghrelina) se relacionan con una mayor sensación de saciedad. La percepción de hambre aparece en la situación inversa, cuando los niveles de ghrelina aumentan y los de leptina bajan.

Las dietas con gran cantidad de grasas, proteínas o fibra implican mayores concentraciones de las hormonas de saciedad y ayudan a controlar el apetito. Por el contrario, las dietas ricas en carbohidratos refinados poseen menor efecto saciante al no estimular este sistema de regulación [45].

De gran interés hoy en día es el péptido hormonal GLP1 por su acción fundamental en la estimulación de la secreción precoz de insulina, controlando de este modo los picos iniciales de glucosa. El péptido GLP1 tiene asimismo un efecto atenuante del apetito y favorecedor de la pérdida de peso de forma directa. En la actualidad ya disponemos de fármacos utilizados con éxito en algunos diabéticos con obesidad.

El tejido graso, como ya hemos apuntado, está implicado en la regulación del apetito al segregar gran cantidad de hormonas. La más conocida de ellas es **la leptina** por su efecto saciante. Además la leptina presenta otro efecto metabólico directo, relacionado con la prevención de la obesidad, al producir un aumento del gasto energético que favorece la destrucción de la grasa acumulada. En definitiva, su efecto es el contrario al de la insulina, la cual tiende a almacenar la energía en forma de grasa e inhibir su eliminación. Cuando el hipotálamo detecta un nivel más bajo de leptina interpreta una bajada de las reservas de grasa, por lo que se activa el centro del apetito y a la vez se frena el consumo de las reservas energéticas como mecanismo de protección. Se sabe que el punto de ajuste de esta regulación es diferente en cada persona. Así en los individuos delgados se ajusta a un nivel menor de grasa, justo lo contrario de lo que sucede en las personas obesas. Eso explica en parte la rápida recuperación del peso tras suspender una dieta adelgazante [46], ya que el cerebro intenta volver al punto de partida.

Tras el descubrimiento de la leptina, las primeras investigaciones en animales de experimentación demostraron que la ausencia de esta hormona les provocaba un aumento de peso muy importante. En ese momento se especuló con la posibilidad del uso de la leptina en el tratamiento de la obesidad. La sorpresa fue enorme al encontrar que en las personas con obesidad los niveles de leptina eran muy elevados y por lo tanto, no era su déficit la causa de la obesidad ni tampoco la administración de leptina la solución.

Hoy en día sabemos que en los obesos hay una resistencia a la leptina, como ocurre con la insulina, impidiendo su acción. De hecho, cuanto mayor es la cantidad de tejido graso el nivel de leptina es más alto, y más acusada parece ser la resistencia a esta hormona. De este modo se origina un círculo vicioso: más obesidad más leptina, más leptina más insensibilidad y por tanto más obesidad, a semejanza de lo que ocurre con la resistencia a la insulina.

Hay suficientes indicios para sospechar que el exceso de azúcares por un lado y los elevados niveles de insulina crónicos por otro influyen en la falta de respuesta a la leptina [47]. Asimismo existe una relación positiva entre la leptina sérica en humanos y el porcentaje de grasa corporal.

En consecuencia a más acúmulo graso, más leptina. Se ha constatado que una reducción del peso corporal se asocia a una reducción de leptina.

La regulación de la ingesta no sólo depende de estímulos puramente químicos, sino también de estímulos visuales, sensoriales o mentales. Es ampliamente conocido que al pensar en la comida, visualizar alimentos incluso virtuales o recibir ciertos aromas se nos despierta el apetito. Por ello, todo el marketing de los productos alimenticios elaborados está orientado a aumentar estos estímulos, con el objeto de maximizar las ventas y los beneficios empresariales. En definitiva la industria fabrica lo que nos gusta, nos provoca y nosotros lo compramos. Es decir, condicionan nuestras apetencias, con bastante éxito por cierto, fomentando nuestra respuesta sensorial al efecto gratificante inmediato de sus productos.

La seguridad alimentaria se basa, en general, únicamente en evitar los efectos tóxicos. En la actualidad se dispone de un amplio control y reglamentación para ello. Pero en realidad se omiten las medidas, tanto legales como educativas, para impedir los peligros a largo plazo de los alimentos sobre la salud. Como consecuencia, se permite a la industria anunciar cualidades de sus productos sin la suficiente evidencia científica, estimulándonos a comer alimentos poco saludables, y en definitiva fomentando la obesidad.

La ingesta de alimentos de fácil digestión y rápida absorción como son los muy procesados y los refinados, así como los alimentos de texturas muy blandas o líquidas, favorecen la toma de mayor cantidad de comida y provocan un desajuste del sistema regulador del apetito. Por un lado, estos alimentos disminuyen la sensación de saciedad al no dar tiempo a activar los sensores digestivos ni a segregar las hormonas que informan al hipotálamo, siendo por ello facilitadores de la obesidad. Por otro lado, los azúcares y las grasas añadidos en muchos de estos productos favorecen la sensación de placer, lo que nos estimula a comer más de lo requerido. Se sabe que los alimentos dulces frenan el mecanismo de saciedad. Por el contrario, los alimentos crudos y naturales requieren más masticación, salivación y ablandamiento apaciguando el apetito. No debemos olvidar que sólo las grasas son capaces de saciarnos.

Cuando hablamos de palatabilidad nos referimos a la sensación placentera que nos proporcionan los alimentos. La realidad es que tendemos a comer los productos por los que sentimos una especial atracción y nos resultan más gratificantes. Diversos estudios apuntan que cuando la palatabilidad es más elevada, gracias a la combinación de grasas y azúcares, la saciedad prácticamente desaparece por el aumento de ghrelina que inhibe los receptores de la saciedad y puede crear incluso la necesidad de seguir comiendo y, en casos extremos, caer en una ingesta compulsiva.

El estado emocional siempre influye en el apetito, pero de forma diferente en cada persona. Hay sujetos a los que un disgusto les suprime las ganas de comer, mientras que a otros se lo incrementa. Este último efecto se presenta principalmente en las personas con sobrepeso. Se come para olvidar las preocupaciones, cuando se está nervioso o deprimido, por socialización en reuniones con los amigos, para obtener una sensación gratificante, por aburrimiento, por puro placer entre otros muchos motivos. Cualquier excusa es buena para comer, si se tiene o no hambre es lo de menos.

¿Es lo mismo hambre que apetito?

No. Se trata de dos conceptos diferentes. El hambre es el instinto que induce a comer por una necesidad real de energía, pudiendo llegar a ser una exigencia vital. Mientras que el apetito es una sensación de deseo por ingerir alimentos, más por su poder gratificante que por necesidad. El apetito se puede y debe educar ya que de lo contrario nos conduce a tomar más calorías de las necesarias. Debemos aprender primeramente a detectar las señales de saciedad y en consecuencia limitar en ese momento la ingesta. Además cuando aparece el apetito, hemos de tener presente que en realidad no es hambre. Existen múltiples métodos para engañarlo, como por ejemplo realizando una actividad física o mental, o ingiriendo agua, té o caldo. En estos casos siempre evitaremos tomar hidratos de carbono, pues no sólo no frenan el apetito sino que lo estimulan.

¿Por qué a las dos o tres horas de una ingesta, aparece en ocasiones un deseo impetuoso de comer?

Este efecto es consecuencia de la ingesta de hidratos de carbono de absorción rápida, que producen un aumento significativo de la insulina para mitigar los altos niveles de azúcar. Como respuesta se produce una bajada brusca de la glucemia, con la consecuente respuesta por parte del cerebro en forma de apetito. Para evitarlo se deben disminuir los alimentos refinados y los azúcares añadidos e incrementar la cantidad de proteínas y de grasa. Con ello lograremos moderar el pico de insulina. Debemos asimismo aumentar la ingesta de fibra para favorecer la ralentización de la absorción de los nutrientes a nivel intestinal.

El metabolismo energético

Entendemos por metabolismo al conjunto de reacciones físico-químicos que ocurren en las células, con el objeto de permitir sus funciones vitales. Es decir, la formación y el mantenimiento de los tejidos y la obtención de la energía necesaria.

Cuando existe un desequilibrio metabólico, se origina una alteración de nuestro estado general que se manifiesta con una sensación de cansancio o de inapetencia. Esta alteración disminuye nuestra calidad de vida tan sutilmente que a menudo no somos conscientes de dicha situación. La percepción de bienestar que aparece tras realizar un ejercicio físico tiene mucho que ver con la activación metabólica que se origina.

El organismo dispone de una adaptación termogénica en principio muy eficaz, por la cual en caso de sobrealimentación aumenta la producción de calor, consumiendo más calorías.

Al ingerir un exceso de alimento, la energía administrada se puede utilizar para formar depósitos de grasa o por el contrario, disiparlo en forma de calor. Este mecanismo podría explicarnos por qué algunas personas a pesar de comer mucho no engordan. Se sospecha que la termogénesis está implicada en gran parte en el origen de la obesidad, al predominar el depósito de grasa sobre la generación de calor, debido a un mecanismo aún no conocido.

La regulación del balance energético requiere un equilibrio metabólico muy fino que depende no sólo del correcto funcionamiento interno, sino también de factores externos como son la dieta y la actividad física.

En este punto nos podemos plantear si el problema de la obesidad reside en un exceso en la ingesta o por lo contrario en un bajo gasto energético. Como a continuación vamos a detallar, nuestro organismo tiene muchas formas de aumentar el gasto energético más allá de la actividad física. Sin embargo, el ejercicio es el único modificable de forma voluntaria.

Gasto Energético Total (GET)

Dada la gran variedad de respuestas de los individuos a la ingesta de energía, se ha intentado calcular el gasto real con el objeto de analizar el desequilibrio que conduce a la obesidad. Así, se ha definido como **Gasto Energético Total** (GET) a la energía necesaria para mantener el organismo más el consumo de energía por la actividad desarrollada.

Corresponde a la suma de estos tres componentes:

GET= GMB +ETE +ETA

- El Gasto Metabólico Basal (GMB) es la cantidad de energía necesaria para mantener las funciones y la estructura del organismo. Constituye entre el 60 al 70% del gasto energético total del individuo.

- El Efecto Térmico del Ejercicio (ETE) se define como la energía gastada en la actividad física. Es muy variable, dependiendo de la motivación y estado de salud de cada individuo. Puede suponer desde el 0 al 50% del gasto energético total según el ejercicio realizado.

- El Efecto Térmico de los Alimentos (ETA) es el gasto energético consumido en el proceso de aprovechamiento de los nutrientes ingeridos. Supone del 10 al 15% del gasto energético total.

El hecho de comer implica un gasto muy significativo de la energía aportada, utilizada para realizar la masticación, la digestión, la absorción y la metabolización de los alimentos ingeridos. Cuanto menos elaborado esté un alimento, más esfuerzo se requiere para digerirlo y por tanto más gasto energético, por lo que el acumulo en forma de grasa será menor. Así, la cantidad de energía almacenada con los alimentos refinados es mayor que con la ingesta de proteínas o alimentos de difícil digestión, como son los productos naturales ingeridos en crudo. Este hecho se debe a que a las calorías ingresadas se les han de restar las consumidas en la asimilación de los alimentos, siendo significativamente menor la energía acumulada en el último caso.

Está demostrado que a igualdad de calorías, las dietas bajas en grasas y ricas en carbohidratos refinados producen una disminución del gasto energético, por lo que los individuos se vuelven ahorradores de energía, y disminuyen el consumo de la grasa favoreciendo su acumulo. Este fenómeno no ocurre en las dietas moderadas en grasas o con hidratos de carbonos naturales, como por ejemplo en la dieta mediterránea.

Existen diversos factores que modifican la cantidad total del gasto energético. Estos son entre otros el tamaño del individuo (peso y talla); la composición corporal (predominio de tejido magro o de tejido graso); la edad; los períodos de crecimiento y la actividad hormonal. Hoy en día disponemos de diversas fórmulas para calcular de forma más o menos exacta el gasto total de energía, sin embargo, ninguna de ellas nos es de utilidad a efectos prácticos.

En los estudios realizados en individuos obesos no se ha podido determinar ninguna alteración en el gasto energético, incluso puede llegar a estar aumentado. Se sabe que algunos individuos pueden controlar el aumento de peso mediante la termogénesis, como ya hemos apuntado, disipando en forma de calor el exceso de calorías. Esta característica viene marcada genéticamente.

La disminución de peso, tras la realización de una dieta, reduce el gasto energético de un 15 a un 30%, no pudiéndose atribuir esta disminución únicamente a la pérdida de grasa corporal. Se especula que el hipotálamo tiene un punto de control determinado en cada individuo, por lo que tiende a mantener unos niveles de grasa preestablecidos. Así, la disminución del gasto energético, cuando se realiza una dieta, sería ni más ni menos un mecanismo de protección. Esto podría explicar por qué a pesar de realizar dietas estrictas la pérdida de peso final es mínima. Este efecto también se muestra de forma inversa en los estudios en los que tras una sobrealimentación en individuos delgados, al suspenderse dicha dieta se produce de forma espontánea un regreso a su peso inicial.

Las calorías

El cálculo de las llamadas "calorías" de los alimentos, que en realidad corresponden a kilocalorías, se determinaron hace muchos años estableciendo 9 kilocalorías por gramo de grasa; 4 kilocalorías por cada gramo de proteínas y de carbohidratos; y 2 kilocalorías por cada gramo de fibra. En la actualidad se sigue utilizando estos valores como referencia de la energía aportada por los distintos alimentos, a pesar que muchos autores cuestionan su exactitud.

Existe una gran variación en la asimilación de las calorías ingeridas. Depende de su aprovechamiento real, como consecuencia de la absorción de los nutrientes a nivel intestinal y su posterior metabolización. Viene determinado por las características propias del individuo pero también, por el tipo de alimento (natural o refinado), la forma de cocción a los que han sido sometidos y otros factores externos.

Cuanto más digestible sea un alimento mayor será su asimilación y por lo tanto las calorías ingresadas. Así por ejemplo, la asimilación calórica del arroz blanco es mucho más alta que la del arroz integral. Los frutos secos, con alto contenido calórico, tienen un aprovechamiento menor de lo esperado por la difícil digestión de estos productos. Y en el caso de las manzanas y las zanahorias cocidas, la cantidad de calorías asimiladas son mucho mayores que si se toman estos alimentos crudos. Hemos de tener presente también la influencia que supone la ingesta conjunta de los diversos nutrientes, pues su absorción también se ve modificada.

Está claro que al establecer una dieta con una determinada cantidad de calorías, el error puede ser muy significativo, por lo que en la actualidad cada vez se utilizan menos este tipo de recomendaciones. Se presta mayor atención a valorar la ingesta previa de cada individuo y, a partir de este dato, disminuir una cantidad concreta de calorías corrigiendo los errores dietéticos. Las dietas estándares preestablecidas han demostrado muy baja eficacia.

Densidad calórica

La densidad calórica nos informa de la concentración calórica que posee un determinado alimento no dependiendo de su tamaño. Así por ejemplo, una ración de queso curado de 60 gramos puede proporcionar hasta 200 kilocalorías, mientras que 150 gramos de pescado y un plato de verdura con una patata se calcula que aportan también unas 200 kilocalorías. Esto nos hace recordar la tan frecuente afirmación *"la verdad es que yo no como tanto para estar así de gordo, solo ceno un poco de queso y una fruta"*. Claro está que en este caso el sujeto además omite referirse al pan que lo acompaña.

Para calcular la densidad calórica se tiene de dividir por 100 la cantidad de calorías contenidas en 100 gramos de alimento.

Habiéndose establecido la siguiente clasificación:

- **Muy baja densidad calórica** si es menor a 0,6.
- **Baja densidad calórica** si está entre 0,6 y 1,5.
- **Moderada densidad calórica** si está entre 1,5 y 4.
- **Alta densidad calórica** si es mayor a 4.

Al analizar la composición de los alimentos envasados es muy fácil calcular la densidad calórica, basta mirar la cantidad de kilocalorías en 100 gramos y correr la coma dos posiciones hacia la izquierda. Veamos un ejemplo: el arroz contiene 360 kilocalorías en 100 gramos, por lo tanto su densidad calórica será de 3,6, que corresponde a una moderada densidad calórica.

En la tabla adjunta se muestra la densidad calórica de los distintos alimentos de forma genérica.

Densidad calórica

Muy baja DC <0.6	Baja DC 0.6-1.5
Agua e infusiones Frutas Verduras Leche desnatada	Patata Pescado blanco y marisco Leche entera Queso desnatado Aceitunas
Moderada DC **1.5-4**	**Alta DC** **>4**
Cereales y pan Arroz y legumbres Carne Quesos Pescado azul Aves de corral	Aceites Frutos secos Frituras Embutidos Chocolate Dulces y bollería

¿Se puede cambiar "el metabolismo" para conseguir perder peso?

No, no hay ningún fundamento para avalar esta afirmación. De entrada no existe ningún dato que asocie la causa de la obesidad a una disminución del metabolismo basal. Muy al contrario, se ha demostrado que está aumentado en proporción a la cantidad de grasa acumulada. Aún hoy en día se intenta vender ciertos tratamientos o dietas milagrosas alegando que cambian el metabolismo e invocando otras aseveraciones igualmente incorrectas. El gasto energético de cada individuo viene marcado genéticamente y determinado por su constitución. Únicamente se puede aumentar dicho gasto con el ejercicio físico y optimizando la gestión energética a través una dieta.

¿Qué consecuencias tiene el tomar alimentos de baja densidad calórica?

Está demostrado que las dietas de baja densidad calórica logran mantener la pérdida de peso a más largo plazo tras realizar una dieta [48]. Eso no significa que se logre perder peso únicamente bajando la densidad calórica de los alimentos ingeridos. Los estudios recientes, tras valorar las dietas de baja densidad calórica, parecen demostrar un aumento de la saciedad y una mayor pérdida de peso a corto plazo. Sin embargo, los datos no son concluyentes, requiriéndose más estudios [49].

La gestión de los carbohidratos

En primer lugar nos centraremos en cómo el organismo gestiona la energía suministrada. Es necesario tener claro este concepto si queremos plantearnos una dieta para optimizar el peso.

La glucosa es la principal fuente de energía, pero en sí misma resulta muy tóxica si se encuentra en concentraciones elevadas en sangre. Por ello, se necesita algún método seguro y fiable para tenerla bajo control, siendo en realidad este mecanismo muy complejo. El principal regulador de la glucemia es la insulina, que no sólo mantiene a raya los niveles de glucosa en sangre sino también, como hemos ya expuesto, tiene un papel esencial en la gestión de las grasas.

La insulina se encarga de disminuir los niveles de azúcar en sangre tras la comida, al introducir la glucosa dentro de las células para almacenarla como reserva. Actúa también sobre la actividad de las células grasas al inhibir la liberación de ácidos grasos, pues prioriza el consumo de la glucosa ingerida en ese momento.

Los carbohidratos son los principales estimuladores de la secreción de insulina y por lo tanto, los responsables del almacenamiento de las reservas energéticas en forma de grasa. Durante los períodos de ayuno el nivel de glucemia disminuye, por lo que la secreción de insulina se frena. En ese momento se invierte el sistema, permitiendo la obtención de la energía a través de la grasa acumulada y por lo tanto, se consumen dichas reservas como ya hemos comentado anteriormente.

La ingesta de hidratos de carbono refinados produce niveles más altos de glucemia debido a su rápida absorción, son los llamados picos glucémicos. Este aumento de la glucosa en sangre origina niveles elevados de insulina y en consecuencia una mayor tendencia a acumular grasa. Cuanto más lenta sea la absorción de los carbohidratos, más fácil será conseguir el equilibrio metabólico. De este modo, si los azúcares proceden de las frutas o de las legumbres, los picos de insulina serán menores y su efecto sobre la acumulación de grasa serán más discretos. Ocurre lo contrario con los alimentos elaborados en los que se suelen añadir azúcares.

A continuación introduciremos unos parámetros que nos permitirán comprender el comportamiento de los distintos alimentos en cuanto a la asimilación de los hidratos de carbono por el organismo: el índice glucémico y la carga glucémica.

Índice glucémico (IG)

El índice glucémico es el parámetro más utilizado en la actualidad para cuantificar la respuesta del organismo a la ingesta de un determinado alimento, con relación al aumento de glucosa en sangre que origina.

Este índice se calcula midiendo los niveles de glucemia en ayunas y tras haber ingerido una cantidad de alimento que proporcione 50 gramos de hidratos de carbono. Después se realiza la comparación con un alimento de referencia, como es la glucosa o el pan blanco, al que se le asigna arbitrariamente un índice glucémico de 100. Se ha establecido la siguiente clasificación según el resultado obtenido [50]:

- **Índice glucémico alto** si es mayor de 70.
- **Índice glucémico medio** si está entre 55 y 70.
- **Índice glucémico bajo** si es menor de 55.

En la tabla adjunta se muestra el índice glucémico de los distintos alimentos de forma genérica.

Índice glucémico

IG alto > 70	IG medio 70-55	IG bajo < 55
Pan y cereales	Pan y cereales integrales	Fruta
Arroz blanco	Arroz integral	Verdura
Azúcar y miel	Pasta italiana	Leche
Dulces y bollos	Patatas	Legumbres
Refrescos		

No debemos confundir el índice glucémico de un alimento con la cantidad de hidratos de carbono que contiene y por lo tanto de las calorías que aportan. Un alimento puede tener un contenido en carbohidratos alto con un bajo índice glucémico y viceversa.

Así por ejemplo, las lentejas tienen un IG bajo (30), al ser un alimento de absorción lenta, con un alto contenido de hidratos de carbono (54,8 gr/ 100 gr) y calórico (350 Kcal/100 gr). Por el contrario, la sandía que presenta un alto IG (75) pero es pobre en hidratos de carbono (4,5 gr/100 gr) y por ello su contenido calórico es bajo (18 Kcal/100 gr). En el caso de la sandía vemos que a pesar de tener pocos hidratos de carbono y aportar escasas calorías, se alcanzan picos de glucemia más elevados al ser la absorción muy rápida, como nos indica su IG. La sandía presenta un índice glucémico mayor que la mayoría de las frutas, pues en general es menor de 55.

100 gr	IG	HC (gr)	Kcal
Lentejas	30	54,8	350
Sandía	75	4,5	18

En definitiva, lo que nos está indicando el índice glucémico es la rapidez de la absorción de la glucosa y por tanto, los picos de glucemia que se originan. En otras palabras, nos está mostrando que no todos los hidratos de carbono se comportan de igual forma al ser ingeridos. Cualquier factor que pueda afectar a la digestión y a la absorción de los alimentos modificará su índice glucémico.

Hay que tener en cuenta que el índice glucémico de los alimentos es un dato que se obtiene en el laboratorio bajo condiciones estandarizadas, y no es extrapolable a la situación real de la ingesta. En la práctica existen numerosos factores que lo modifican. Así, un alimento con un IG alto disminuye su IG cuando se consume junto con otros alimentos que enlentecen su absorción. Veamos un ejemplo, las patatas ingerida en un guiso con verduras y carne puede pasar de un IG de 70 a uno de 40.

La utilidad del índice glucémico está en la capacidad para mostrarnos la influencia de los distintos alimentos en relación al acúmulo de grasa. Así, si un alimento tiene un índice glucémico alto producirá un pico alto de insulina, que como ya sabemos, favorecerá el depósito de grasa. Por lo tanto los hidratos de carbonos obtenidos de los alimentos naturales con bajo índice, como son la verdura y las legumbres, engordarán menos que los alimentos refinados a igualdad de calorías. Este concepto puede explicar en parte el origen de la obesidad en la sociedad actual dado el auge de los alimentos elaborados.

Hoy en día nadie pone en duda que los alimentos de alto índice glucémico, como son los dulces, los refrescos y los productos refinados, son perjudiciales para nuestra salud, no sólo por su capacidad de aumentar el peso sino también por la alteración metabólica que producen, como veremos más adelante.

Carga glucémica (CG)

La carga glucémica no sólo valora la rapidez de un alimento en elevar la glucemia, sino también la cantidad de hidratos de carbono que se ingieren. Nos informa del efecto sobre la glucemia de una porción o ración de un alimento, ya que dicho efecto no depende únicamente de la rapidez de absorción sino que está directamente influenciado por la cantidad de alimento tomado. No es lo mismo tomar cuatro galletas que diez.

En definitiva, este parámetro nos muestra el impacto en el organismo de los hidratos de carbono que comemos, al tener en cuenta el índice glucémico y la cantidad de hidratos de carbono ingeridos.

Se calcula multiplicando el valor del índice glucémico (IG) por cantidad de carbohidratos de la ración y dividiéndolo por 100.

$$CG = IG \text{ x gramos HC } / 100$$

Clasificándose los alimentos de:

- **Carga glucémica baja** si es menor de 10.
- **Carga glucémica media** si está entre 10 y 20.
- **Carga glucémica alta** si es mayor de 20.

En la tabla adjunta se muestra la carga glucémica de los distintos alimentos de forma genérica.

Carga glucémica

CG alta > 20	CG media 10-20	CG baja < 10
Arroz y legumbres	Pan	Fruta
Pasta italiana	Cereales	Verdura
Dulces y bollos	Patatas	Leche
Refrescos		

Veamos unos ejemplos en distintos supuestos. Consideremos en primer lugar, una ración de sandía de 200 gramos, tras eliminar la corteza, y una ración de lentejas de 80 gramos en crudo que supone 100 gramos ya cocinadas. Teniendo en cuenta que la sandía presenta un IG de 75 y las lentejas de 30, vemos que la carga glucémica es de 6,7 y 13,1 respectivamente tras realizar el cálculo.

	Ración (gr)	IG	HC (gr)	Kcal	CG
Sandía	200	75	9	70	6,7
Lentejas	80	30	43,8	280	13,1

Como podemos observar la ración de lentejas tiene menor IG que la sandía, pero mayor carga glucémica al aportar más carbohidratos, por lo que la cantidad total de insulina secretada por las lentejas será algo mayor, aun teniendo el pico insulínico menor.

En la tabla adjunta mostramos otros casos prácticos de una ración de determinados alimentos tras calcular la carga glucémica.

	Ración	HC (gr)	IG	CG	Kcal
Arroz blanco	70 gr	57	70	53,9	256
Arroz integral	70 gr	52	50	26	245
Leche	200 ml	9,2	30	2,7	130
Naranja	150 gr	13,5	35	4,7	72
Miel	10 gr	7,5	85	63,7	30

Podemos apreciar que el arroz integral tiene semejante cantidad de carbohidratos y de calorías que el arroz blanco, sin embargo, posee la mitad de la CG, lo que nos indica un menor impacto glucémico. Por otro lado, la miel tiene un IG y una CG muy altos, y por ello gran impacto sobre la glucemia, presentando la mitad de calorías respecto a la naranja, considerando la ración normal de ambos alimentos. Por último si analizamos la leche entera vemos que presenta una baja CG a pesar de tener un IG moderadamente alto, por lo que el impacto glucémico es bajo. En este caso, el aporte calórico depende principalmente de la grasa y las proteínas de la leche, siendo la cantidad de hidratos de carbono moderada.

El impacto real de los alimentos

Estos dos parámetros, el índice y la carga glucémica, tienen gran importancia para establecer la dieta de los diabéticos en tratamiento con insulina pero relativa para la población general y los diabéticos no insulinodependientes. Sirven únicamente como orientación, para saber el impacto glucémico de los distintos alimentos y su posible repercusión sobre el peso. En el caso de los individuos obesos que deseen perder peso, es necesario tener presente ambos parámetros, ya que es preciso conocer no solo la cantidad ingerida de un alimento sino también su impacto sobre el organismo.

Las personas con obesidad presentan con frecuencia un cierto grado de resistencia a la insulina, como ya hemos indicado, por lo que es importante evitar los picos altos de insulina con el objeto de minimizar el acumulo de grasa. Es por ello que se debe conocer el comportamiento glucémico de los distintos alimentos. Se desaconseja realizar cálculos precisos, ya que lo único que pueden producir es confusión y estrés. No debemos olvidar que son cifras teóricas, no pudiendo extrapolarse en todos los casos.

En general se recomienda tomar los hidratos de carbono de absorción lenta, es decir, de bajo índice glucémico, para evitar la ganancia de peso. En el caso de los diabéticos conseguiremos además mantener la glucemia controlada con mayor facilidad. Es importante conocer los alimentos de alto índice glucémico para que seamos conscientes en todo momento de lo que estamos comiendo. Ello no supone la obligación de suprimirlos de nuestra dieta, una buena opción es sencillamente moderar la cantidad ingerida. Ante una buena paella lo que debemos hacer es tomar previamente algún fruto seco con una abundante ensalada mixta para posteriormente degustar una ración moderada de arroz.

La mayoría de los alimentos con hidratos de carbono no se consumen solos sino como parte de una comida, modificándose por ello su impacto sobre la glucemia. Por otro lado, también influye el momento en el que se ingieren. El índice glucémico de un alimento no es el mismo si forma parte del desayuno, la comida o la cena al estar influido tanto por la situación hormonal secundaria a los períodos de ayuno previos como del ritmo circadiano del organismo.

Ahora vamos a poner una serie de ejemplos que ilustran la complejidad de los cálculos, mostrándonos el comportamiento de los alimentos de acuerdo a cómo los tomamos, es decir, mezclados.

La glucosa es el alimento con mayor impacto sobre la glucemia seguida de la sacarosa (azúcar de mesa), por ello a mayor cantidad de glucosa añadida a un alimento mayor será su índice glucémico.

La presencia de proteínas y de grasa en una ingesta produce un enlentecimiento del vaciado gástrico, retrasando la digestión y por tanto disminuyendo el índice glucémico. De este modo, en una comida mixta, donde se incluyen proteínas y grasas, los alimentos con alto IG presentaran una disminución de dicho índice. Así, un plato de arroz con carne y verduras tendrá un índice glucémico total menor que un plato de arroz blanco.

El contenido y el tipo de fibra de los alimentos también modifican de forma evidente el índice glucémico al ralentizar su absorción. A mayor cantidad de fibra menor será dicho índice. Así por ejemplo las legumbres, ricas en fibra, presentan un índice glucémico bajo a pesar de su alto contenido en carbohidratos.

El ácido cítrico, presente en las frutas, afecta al vaciado gástrico y por lo tanto retrasa la digestión. La combinación de alimentos con frutas, como la naranja, la mandarina o los limones, disminuirá el índice glucémico.

Alimentos muy cocinados tendrán un IG mayor que los mismos alimentos con menor cocción. Por ejemplo, una zanahoria rallada tendrá un IG menor que un puré de zanahoria. Los granos de trigo enteros son más resistentes a la digestión, pero cuando se muelen y hornean se facilita su digestibilidad. Por este motivo el pan blanco y el integral de textura fina tienen un IG elevado, mientras que los panes multicereales tienen un IG medio.

Todo ello de nuevo nos hace concluir que lo más saludable es tomar los hidratos de carbono a través de alimentos integrales. Es decir, los productos sin refinar, pues conservan todos los componentes naturales que los acompañan como son: la fibra, los minerales y los antioxidantes, y además moderan también la rapidez de su absorción.

Por otro lado es preferible tomar los alimentos crudos, siempre que se pueda como es lógico, ya que la fibra se encuentra entera. Por último de forma general se deben evitar los purés y la sobre cocción de cualquier alimento, ya que se favorece su asimilación. Solo están indicados en personas inapetentes, enfermas o con dificultad en la masticación.

¿Los alimentos con un bajo índice glucémico aportan alguna ventaja a la hora de perder peso?

Sí, no hay duda. Los estudios actuales confirman que las dietas con bajo IG consiguen mayor pérdida de peso que las dietas con alto IG. Lo mismo ocurre si lo comparamos con las dietas bajas en grasas, siempre y cuando se reduzca la cantidad de energía total ingerida. Además estas dietas con bajo índice glucémico han mostrado una mejoría del perfil lipídico, de los marcadores inflamatorios y del control glucémico [51].

¿Aporta alguna ventaja los alimentos con baja carga glucémica?

Sí, en principio al disminuir el contenido de carbohidratos también es menor la secreción de insulina y el contenido calórico total, por lo que se facilita el equilibrio metabólico. Los estudios de intervención muestran que al incorporar en la dieta alimentos con baja carga glucémica mejoran los resultados de las dietas adelgazantes, incluso dejando libertad en las cantidades a tomar. Por ello, se ha propuesto incorporar sistemáticamente este tipo de alimentos por su efecto beneficioso sobre la prevención de la obesidad [52].

La comida que comemos

En este momento podemos tener más o menos claro las propiedades de los distintos principios inmediatos, ¿pero realmente sabemos qué estamos comiendo?, ¿Conocemos la composición de los alimentos?

Debemos tener siempre presente que cada alimento tiene unas características propias y podemos afirmar que en general todos los alimentos están constituidos por diversos nutrientes, por lo que es necesario conocer su composición para poder confeccionar una dieta saludable.

Además la mayoría de alimentos son sometidos a distintos procesos de elaboración, modificando sus características tanto físicas como químicas, lo que repercute no solo en su apariencia sino también en sus efectos sobre nuestro organismo.

A continuación vamos a analizar las diferentes técnicas culinarias y los distintos alimentos. Lógicamente no examinaremos todos ellos, nos limitaremos a una selección de los más habituales. Nos centraremos preferentemente en las características que determinan sus cualidades nutritivas, así como su influencia sobre el peso corporal.

El cocinado de los alimentos

La elaboración culinaria es muy diversa. Su finalidad es hacer más digeribles los alimentos, modificar su sabor y su textura, destruir los microorganismos y prolongar su conservación. Pero debemos recordar que el cocinado modifica en parte las propiedades de los mismos. A continuación señalaremos lo más significativo desde el punto de vista nutricional.

Sabemos que el calor provoca la pérdida de algunas vitaminas, los alimentos sufren la fragmentación de su estructura facilitando su digestión y su asimilación y además gran parte de los minerales se depositan en el caldo que a menudo desechamos.

Otro hecho muy relevante es la alteración que se produce con las altas temperaturas en la grasa de origen vegetal y también en menor medida en la grasa de origen animal. El principal problema reside en que las grasas se oxidan con gran facilidad, modificando su estructura química y generando ciertas toxinas. Si nos referimos a las carnes, es importante tener en cuenta el método empleado al cocinarlas, pues las altas temperaturas pueden originar la aparición de compuestos cancerígenos.

Analizaremos ahora los principales métodos a que son sometidos los alimentos:

La cocción: hervir, sumergir los alimentos en agua y someterlos al calor. Es el procedimiento más recomendado ya que aumenta su digestibilidad y su valor nutritivo al facilitar su asimilación. Para evitar la pérdida de vitaminas por las altas temperaturas se aconseja el cocinado al vapor, siempre que sea posible.

Es el método más adecuado para las carnes, ya que al no alcanzar altas temperaturas se evitan los posibles efectos tóxicos [53]. Si introducimos la carne en el agua fría, al calentarla progresivamente la mayor parte de las sustancias solubles pasarán al líquido, siendo lo ideal para obtener un buen caldo. Si por el contrario sumergimos la carne en agua hirviendo, se forma una película protectora periférica conservando al máximo sus nutrientes, éste es el método empleado en los guisos y los estofados. Por otro lado, debemos tener en cuenta que al cocer lentamente la carne, la grasa que contiene pasa al caldo disminuyendo por ello su valor calórico. Este hecho es ventajoso si queremos perder peso, siempre y cuando no se ingiera el caldo.

La fritura: consiste en la inmersión del alimento en grasa caliente, ya sea vegetal o de origen animal. Es aconsejable utilizar únicamente aceites vegetales, siendo el aceite de oliva el más recomendado pues puede aguantar hasta 200 grados antes de humear y degradarse. El aceite de girasol se satura con mayor facilidad, por lo que es aconsejable usarlo sólo para aliñar. Algunos países europeos han establecido que la temperatura de fritura no debe superar los 180 º C. Esto se fundamenta en que a temperaturas mayores tanto la grasa vegetal como la animal se convierten en parte en grasa trans.

Al freír aumentamos la palatabilidad de los alimentos de forma considerable, conservando su consistencia y textura. Esto se debe a que al producirse una rápida coagulación de la superficie se mantiene en gran parte su composición interior. Lo importante es tener presente el aumento calórico del alimento que se produce al absorberse el aceite utilizado en la fritura. Así la patata que presenta solo un 0,2% de grasa pasa a contener un 14%, y la carne de un 15% de grasa pasa a tener hasta un 30%.

El asado: es la exposición del alimento al calor seco. Nos referimos al cocinado en la parrilla, a la plancha y el horneado. Con estos procedimientos se produce un tostado rápido de la superficie con menor deshidratación del alimento. La gran ventaja es que no se requiere añadir aceite o grasa. Si se utiliza madera o carbón se pueden depositar hidrocarburos aromáticos policíclicos en los alimentos, con los consiguientes efectos adversos sobre el organismo.

Los alimentos

A continuación de forma genérica expondremos los distintos alimentos con sus principales características, centrándonos en las propiedades nutricionales y su repercusión sobre la salud. No nos referiremos a su composición de forma detallada en cuanto a la cantidad de proteína, carbohidratos y grasas, ya que este aspecto se puede consultar hoy en día fácilmente en internet en cualquier momento.

Las legumbres

Es decir, las judías, los garbanzos y las lentejas entre otras muchas. Son una gran fuente de proteínas vegetales, suponiendo casi una cuarta parte de su peso. El aporte de grasa es muy bajo, a excepción del caso de la soja. El contenido de carbohidratos representa un 50% de su peso, que se encuentran en forma de almidón junto con gran cantidad de fibra tanto soluble como insoluble. Dadas estas características, los carbohidratos de las legumbres son de lenta absorción, por lo que no causan picos altos de insulina al ingerirlos, no favoreciendo el acúmulo de grasa. Por otro lado, al no estar procesadas no pierden parte de sus cualidades como ocurre en el arroz y los cereales que habitualmente comemos refinados. No debemos olvidar que al cocinarlas gran parte de su sustancia se queda en el caldo, por lo que se aconseja aprovecharlo para otros guisos.

Su contenido calórico aproximado es de unas 320 kilocalorías en 100 gramos de legumbre cruda. Hay que tener en cuenta que una ración para un adulto suele ser de 80 gramos, es decir, unas 250 kilocalorías. Así pues, lo que realmente engorda es lo que añadimos como condimento. Otra cualidad importante es su inducción a la saciedad, siendo un motivo más para aconsejar las legumbres en los regímenes adelgazantes.

Las legumbres son una opción muy recomendable para todos, sin embargo, debemos recordar que no contienen los aminoácidos esenciales, a excepción de la soja.

Durante los últimos años su consumo ha descendido de forma considerable por la influencia de la cultura anglosajona. Afortunadamente en la actualidad sus beneficios están ampliamente reconocidos, debido a los resultados de los estudios realizados sobre la dieta mediterránea. Por ello, poco a poco se van reincorporando de nuevo a la dieta habitual.

Las legumbres pueden ayudar a mejorar los niveles de colesterol y triglicéridos, así como otros indicadores relacionados con la resistencia a la insulina y la inflamación como se ha demostrado recientemente [54]. Por todo ello cumplen con los criterios de ser un alimento saludable.

Los cereales

El arroz, el trigo, el maíz, la cebada, la avena, el mijo y otros. Son todos ellos muy ricos en carbohidratos y proteínas pero escasos en grasas. Constituyen la principal fuente de alimentación para la mayoría de la humanidad. De algunos cereales se elaboran bebidas alcohólicas como son la cerveza y el whisky.

Los cereales son semillas, conteniendo en la cubierta fibra rica en minerales y vitamina B y en el germen las vitaminas E y B. Sin embargo, en la molienda que se realiza para el refinado, se pierden gran parte de estas vitaminas y minerales junto a la fibra, dando origen al salvado. El 70% del grano está compuesto además del almidón por el gluten, que es la proteína de los cereales (gliadina y gluteína), siendo éste el que le otorga la esponjosidad y la textura al pan. Los cereales de grano entero, es decir ,sin refinar, al contener toda la fibra y las vitaminas se asocia a una menor secreción de insulina. Se ha demostrado que su ingesta produce una reducción en el riesgo de presentar obesidad, diabetes y enfermedad cardiovascular [55].

A pesar de que las harinas integrales poseen mejores cualidades nutritivas, han sido reemplazadas por las harinas blancas. Esto se debe a las ventajas que presentan a la hora de cocinarlas y para la panificación. Debemos recordar que las harinas integrales que nos venden, no dejan de ser harina refinada a la que se le añade de nuevo el salvado, perdiendo parte de sus propiedades.

Los cereales actualmente son muy consumidos en el desayuno, aun siendo un alimento saludable debemos saber que no es del todo cierto lo que afirman los fabricantes. Por un lado no adelgazan, al aportar gran cantidad de calorías, sobre todo los que se consumen habitualmente, al estar condimentados con azúcares para mejorar su sabor. Además su poder saciante es limitado y poseen un índice glucémico elevado, por lo que su exceso puede favorecer la ganancia de peso. El muesli natural, sin azúcar añadido, se podría considerar el más saludable al ser el más completo. Éste contiene una mezcla de frutos secos que además de proporcionar grasa saludable produce un aumento de la saciedad.

El pan. No aporta realmente un exceso de calorías, aproximadamente unas 100 kilocalorías en una ración de 40 gramos. El problema está en lo que lo acompaña como son las salsas y la mantequilla.

El pan integral, al llevar el salvado, tiene algo menos de calorías que el pan blanco por el mismo peso, sin embargo, a igual tamaño aporta un número semejante de calorías. Dicho de otra manera, el pan integral tiene una menor densidad calórica (menos calorías por gramo de peso) por su contenido en fibra. Además gracias a la fibra que contiene su índice glucémico es algo menor. Todo ello supone un beneficio para la salud.

El pan tostado tiene las mismas calorías que el fresco, ya que únicamente se le ha extraído el agua, manteniendo el mismo contenido de carbohidratos, por lo que su efecto sobre el peso es el mismo. La única ventaja es la dificultad de poder mojarlo en las salsas. Un error muy frecuente es pensar que la corteza de pan es menos calórica que la miga, al igual que ocurre con los picos, palitos y biscotes. Debemos tener presente que tanto los biscotes como el pan de molde contiene algo de grasa añadida para alargar su conservación, por lo que aporta algo más de calorías. Pero el principal problema radica en la presencia de ácidos grasos trans, no deseables en una alimentación saludable. Debemos remarcar que "el pan es pan", la cantidad de calorías es siempre muy semejante.

Existe una relación directa entre el consumo de pan y el sobrepeso[56], es decir, a más pan más kilos. Un buen consejo si se quiere perder peso es tomar pan del día anterior, seguro que se come menos cantidad.

Las galletas, los dulces y la bollería. Son productos principalmente elaborados con harinas, azúcares, lácteos y huevos, por lo que su contenido calórico es alto. Si los comparamos con el pan, vemos que 40 gramos de magdalenas contienen unas 140 kilocalorías, y las galletas unas 190 kilocalorías, mientras que 40 gramos de pan, como hemos indicado, aporta solo unas 100 kilocalorías.

El contenido en grasa puede variar entre un 10 y un 25%, y no olvidemos que a menudo estos productos son elaborados con aceite de coco o de palma poco recomendables. Además contienen conservantes y colorantes, todos ellos autorizados. Mil veces más sano un bocadillo que un bollo.

La pasta italiana. Su contenido en proteínas es mayor al elaborarse con trigo duro con mayor cantidad de proteínas y además estar enriquecida con huevo. El aporte calórico de una ración de 70 gramos en seco es de unas 120 kilocalorías, pero al añadirle mantequilla, leche, carne, tomate y queso rallado puede llegar a tener 600 kilocalorías.

Las verduras y las hortalizas

Son una magnífica fuente de carbohidratos saludables por su contenido en fibra y otros compuestos naturales. Su impacto en la secreción de la insulina suele ser despreciable o directamente cero, algo esperable al observar la pequeña cantidad de carbohidratos que contienen, entre un 5 y un 10%. de su peso. Aportan abundantes minerales y vitaminas, aunque algunas de estas últimas se deterioran con el calor en la cocción. Por ello debemos recordar que el aporte de vitaminas depende principalmente de las verduras que se consumen en crudo. La cantidad de proteína es escasa y prácticamente no contienen grasas.

No debemos olvidar que consumir verduras no es sinónimo de perder peso. Para conseguirlo se requiere tomarlas, pero no basta con ello, depende también del resto de los alimentos que ingerimos.

Mención aparte hemos de considerar un grupo de alimentos que se obtienen también de la huerta, pero que presentan unas propiedades totalmente diferentes. Nos referimos a la patata, el boniato, la remolacha, la zanahoria, los guisantes y las habas. Estos alimentos son muy ricos en hidratos de carbono asimilables, presentado un bajo contenido en agua, por lo que su densidad calórica es mayor que el resto de las hortalizas. Son una buena opción si se desea aumentar la ingesta de carbohidratos, al tratarse de una fuente saludable.

La patata. Con un alto contenido en almidón, es absorbida con rapidez originando niveles altos de glucemia y la consiguiente secreción de insulina. Sin embargo, su contenido calórico no es muy elevado, unas 80 kilocalorías en 100 gramos. Al cocinarla con piel aumentamos su valor nutritivo al conservar las proteínas que contiene bajo la piel.

Los productos elaborados, como por ejemplo las patatas chips con grandes cantidades de sal y grasas trans, no sólo favorecen el aumento de peso sino también aportan compuestos no saludables. No se debe olvidar que la patata se utiliza en la elaboración de embutidos, chucherías y aperitivos, aumentando el contenido calórico de éstos.

La zanahoria. Es rica en carbohidratos de absorción relativamente rápida (IG 45). Es muy recomendable tomarla en crudo por su alto contenido en vitamina A y carotenos. Tiene muchas propiedades beneficiosas como son la acción antioxidante propia de los carotenos y la estimulación de la producción de melanina, que es el pigmento que le da color a la piel y la protege de las radiaciones solares nocivas.

Las frutas

Su contenido en agua es muy elevado, representando del 75 al 90% de su peso. Aportan gran cantidad de minerales, principalmente potasio, siendo pobres en calcio y sodio. Contienen abundantes vitaminas hidrosolubles, en concreto la vitamina C en los cítricos pero también en el melón, las fresas y el kiwi. En las frutas de color anaranjado predominan los carotenos, precursores de la vitamina A. Por último, destacaremos la presencia de flavonoides y antioxidantes en las frutas de color amarillo, rojo y violeta.

El azúcar que contienen las frutas es sobre todo fructosa, siendo la responsable de otorgarles el sabor dulce. También contienen glucosa en menor cantidad, la cual en realidad carece de la propiedad de endulzar.

El índice glucémico de la fruta es menor del esperado, por el alto contenido de fibra junto con cantidades de glucosa pequeñas. La fructosa que contienen se asimila con relativa lentitud, siendo metabolizada por el hígado, no dependiendo en primera instancia de la insulina como ya hemos mencionado. No ocurre lo mismo con la fructosa que se ingiere con los refrescos, la cual procede principalmente del jarabe de maíz y no va acompañada de fibra, por lo que su absorción es mucho más rápida.

Cuando la fruta está verde predomina el almidón, que es un polisacárido sin capacidad de proporcionar la sensación de sabor dulce. Cuanto más madura sea la fruta más dulce es su sabor, al encontrarse la fructosa libre, por lo tanto su digestión y absorción será más rápida y presentará un mayor índice glucémico.

La cantidad de carbohidratos de las frutas es del 10 al 20% de su peso, mientras que prácticamente no contienen proteínas ni grasas. Sin embargo, hay algunas excepciones como son la aceituna, el aguacate y el coco que son ricos en proteínas y grasas.

En la piel de la fruta predomina la fibra no soluble. A pesar que tradicionalmente se ha recomendado ingerir la fruta con piel, por la fibra y vitaminas que contiene, en la actualidad se desaconseja porque en ella se acumulan algunos contaminantes (plaguicidas, plomo y conservantes entre otros) muy difíciles de eliminar con el lavado. En la pulpa predomina la fibra soluble como es la pectina.

Las frutas son un alimento muy saludable por las vitaminas, la fibra y los hidratos de carbono de absorción rápida que aportan. Se ha dicho que engordan, pero no es del todo correcto. Presentan una baja densidad calórica por su alto contenido en agua y además, tienen cierta capacidad saciante si se toman entre comidas, lo que favorece el control del apetito. No olvidemos que es menos calórica una fruta que picotear un bombón o unos ganchitos. Dos manzanas de tamaño normal aportan unas 160 kilocalorías, semejante a una onza de chocolate.

Cuando se desea perder peso no se debe abusar de la fruta, estamos hablando de más de 5 piezas al día, ya que las calorías van sumando. En el caso de las aceitunas se deben consumir con moderación por su alto contenido en grasa y sal. El valor calórico de las aceitunas es elevado aunque menor que otros aperitivos como son las patatas chips o los cacahuetes. Así 40 gramos de aceitunas contiene unas 60 kilocalorías mientras que en el caso de los cacahuetes son 225 kilocalorías.

Hoy en día la mayoría de las frutas que se comen en las grandes ciudades han sido almacenadas y maduradas en cámaras, originando cambios sobre todo de su sabor pero sin perder sus propiedades nutritivas.

El plátano. 100 gramos aporta unas 90 kilocalorías, un plátano de tamaño mediano y sin piel pesa aproximadamente 80 gramos, mientras que una manzana mediana sin piel pesa unos 150 gramos, siendo el aporte calórico de 76 y 82 kilocalorías respectivamente. Por lo tanto, la creencia popular del alto contenido calórico del plátano es errónea. Además no contiene en absoluto grasa tal y como mucha gente cree.

La fécula del plátano es difícil de digerir mientras está verde, pero tras madurar se convierte en un alimento de fácil digestión. Es rico en potasio, ácido fólico y vitamina C y B_6; contiene además triptófano, que es un aminoácido esencial con acción relajante y regulador del apetito. Aporta una cantidad importante de fibra saludable. Es adecuado consumir plátanos maduros en el caso de presentar diarreas por su contenido en taninos con acción astringente. Además, los oligosacáridos de su fibra actúan regulando el tránsito intestinal. En definitiva, el plátano es una fruta muy recomendable. Lo único que se debe tener presente es la necesidad de controlar la cantidad que se ingiere en caso de sobrepeso.

El aguacate. Es una fruta atípica, al ser rica en grasa. Tiene una moderada densidad calórica (2,3) al contener 230 kilocalorías en 100 gramos. La mayor parte es grasa monoinsaturada, como la del aceite de oliva, además de tener una excepcional cantidad de micronutrientes, por lo que su efecto beneficioso está ampliamente reconocido.

Las conservas de frutas. Mermeladas, confituras y frutas en almíbar, se basan en aumentar su contenido de azúcares hasta más del 50%. Debemos distinguir las "light" hechas con un edulcorante artificial y las "sin azúcar" que contienen sorbitol manteniendo, en este último caso, semejante cantidad de calorías.

Los zumos. Los zumos naturales no son tan saludables como se piensa, ya que se elimina lo bueno de la fruta, es decir, la fibra y parte de los minerales y vitaminas que se encuentran en la pulpa. Por otro lado, la cantidad de hidratos ingeridos se aumentan de forma notable, al emplear más unidades de fruta en su elaboración, incrementando por ello la carga glucémica. Además presentan muy bajo poder saciante. Todo ello debe tenerse presente en el caso de las dietas adelgazantes y en las dietas de los diabéticos. Lo ideal es tomar la fruta tal como nos la da la naturaleza.

Los frutos secos. En realidad se trata de semillas y fruta deshidratada. Tienen muy bajo contenido en agua, por lo que aportan gran cantidad de nutrientes, es decir, son de alta densidad calórica. Son muy recomendables para deportistas y excursionistas al aportar de forma concentrada muchos nutrientes y calorías.

Los frutos secos procedentes de semillas (almendra, avellana y nueces entre otros) son ricos en grasas (40-50%). Predominan las grasas poliinsaturadas, en especial omega 3, sobre todo en las nueces, en las cuales el 10% de su peso corresponde a este tipo de grasa. Además aportan proteínas de alta calidad con una cantidad baja de hidratos de carbono, y por tanto presentan un índice glucémico bajo.

La fruta desecada (pasa, dátiles e higos entre otros) mantienen todas las propiedades de la fruta fresca, pero su porcentaje de azúcar se dispara, presentando en este caso un alto índice glucémico, por lo que no se aconseja su ingesta en los diabéticos y las personas con obesidad.

En los estudios realizados no se ha encontrado relación de los frutos secos con el sobrepeso. Ello puede ser debido a la dificultad de asimilación que presentan por su alto contenido en fibra [57]. Múltiples estudios han mostrado que los frutos secos son muy beneficiosos para la salud, en concreto las nueces. Los consumidores de frutos secos presentan una reducción del riesgo de enfermedad coronaria y de la mortalidad global [58],es decir, por cualquier causa.

Los frutos secos tienen gran capacidad saciante, por lo que son buenos como aperitivo para engañar al estómago. El mayor peligro está en que se ingieren en cantidades considerables, muchas veces de forma inconsciente, lo que contribuye al aumento de peso por su alto contenido calórico. No olvidemos que a menudo se salan, por lo que el aporte de sodio puede ser excesivo.

Un consumo moderado de frutos secos es beneficioso, estamos hablando de dos nueces y un higo seco al día para una dieta tradicional. Distinto es en las personas que realizan una dieta vegetariana pues requieren una ingesta mayor de este tipo de alimento.

Los productos cárnicos

Durante muchos años los productos cárnicos han tenido muy mala prensa, por sus posibles efectos sobre el riesgo cardiovascular. En realidad sólo los productos cárnicos procesados podrían generar realmente desconfianza si se comen en grandes cantidades.

Hablamos de carne procesada al referirnos a la carne que se ha transformado a través de la salazón, el curado, la fermentación, el ahumado u otros procesos para mejorar su sabor o su conservación. Entre ellas encontramos las salchichas, la carne en conserva, los embutidos y las salsas a base de carne entre otros.

Hoy por hoy, basándonos en los conocimientos actuales, la moderación en la ingesta de alimentos cárnicos puede ser la recomendación más razonable, sin llegar a la restricción radical ni al exceso de precaución de épocas y políticas ya pasadas.

La carne roja. Corresponde al tejido muscular del animal con la grasa y el tejido conjuntivo que la acompaña. Este último está constituido por fibras de colágeno que nada tienen que ver con la fibra vegetal, y que en realidad restan calidad a la carne haciéndola más dura y fibrosa. Al hablar de carne roja nos referimos a la carne de res, ternera, cordero, caballo y cabra.

Las proteínas que contiene este tipo de carne son de buena calidad pues aportan aminoácidos esenciales. Las grasas son principalmente de tipo saturado, pero dependiendo de la alimentación dada al animal puede contener también grasas mono y poliinsaturadas.

Prácticamente la carne no contiene hidratos de carbono. El glucógeno muscular, que es la reserva de glucosa presente en el tejido muscular, se deteriora durante el período de maceración al convertirse en ácido láctico. Este proceso origina efectos muy positivos pues mejora la conservación, el aspecto y el sabor de la carne. El animal que sufre estrés previo al sacrificio pierde el glucógeno antes de morir, y este hecho va en perjuicio de la calidad de su carne.

La carne roja supone la fuente más importante de hierro y de vitamina B_{12}, por lo que el consumo moderado, dos o tres veces a la semana, es aconsejable en el adulto. Por último, debemos recordar que los estudios epidemiológicos han constatado que el riesgo de sufrir enfermedades cardio-vasculares con la ingesta de carne roja es sólo del 20%. En tanto que el estrés, la obesidad, la hipertensión, la diabetes y el sedentarismo entre otros, podrían aumentar dicho riesgo en un 100% y, en el caso del tabaco hasta un 1500%.

Hemos de aclarar que al referirnos a riesgo estamos hablando de riesgo relativo, siendo en realidad la comparación entre dos riesgos absolutos. Veamos su significado en este caso.

Cuando nos referimos al riesgo absoluto para una persona que ingiere carne roja en cantidad importante, éste podría ser menor al 2%, es decir, la probabilidad de sufrir un evento cardiovascular es baja, de menos del 2%. Si lo comparamos con una persona que come poca carne, vemos que tendrá el 20% más de probabilidad de presentar una enfermedad cardiovascular. Es decir, su riesgo está incrementado en un 20% respecto al individuo no comedor de carne. En este caso estamos hablando de riego relativo.

En resumen, el riesgo relativo nos está indicando el incremento del riesgo respecto a la situación contrapuesta, así por ejemplo, compara el riesgo entre un individuo fumador con el no fumador.

Los estudios observacionales más amplios y recientes han detectado una asociación bastante clara entre el consumo de carne y la incidencia de diabetes y de enfermedad cardiovascular. Sin embargo, debemos señalar que este riesgo empieza a hacerse significativo sobre todo cuando se consumen cantidades importantes de carne roja, del orden de 500 gramos semanales, siendo algo mayor el riesgo si se trata de carne procesada. Por el contrario, no supone ningún riesgo si el consumo de este tipo de carne es moderado. En cuanto a la influencia sobre la mortalidad de las personas que comen carne roja, los resultados no son en absoluto concluyentes ni permiten tomar decisiones drásticas para su restricción.

El Grupo de Trabajo de la Agencia Internacional de Investigación del Cáncer (IARC) en 2015 concluyó que cada porción de 50 gramos de carne procesada consumida diariamente aumenta el riesgo de cáncer colorrectal en un 18%, habiéndose visto también cierta asociación con el cáncer de páncreas y de próstata.

Las recomendaciones actuales de la Sociedad Española de Endocrinología y Nutrición (SEEN) abogan por un consumo moderado de carne roja, por sus beneficios nutricionales al aportar proteínas de alto valor biológico, hierro, zinc y vitaminas del complejo B.

La carne blanca. Nos referimos a la carne de aves, de conejo y también la de cerdo. Presenta menos contenido graso que la carne roja y por ello es la más recomendada, aconsejándose la retirada de la piel y la grasa de los bordes. Se ha demostrado que en el caso de la carne blanca no existe un incremento de mortalidad con su consumo [59].

En los últimos años se ha establecido que la carne de cerdo es blanca (OMS) a pesar que ciertos colectivos aún la clasifican como carne roja. Durante muchos años se le han atribuido efectos nocivos, pero hoy en día se sabe que no es del todo cierto porque no todos los ácidos grasos que contiene son saturados. Presenta también monoinsaturados, llegando incluso al 40%, dependiendo de la alimentación en la crianza del animal.

Los embutidos. Su composición varía en función de las marcas y las calidades. Aportan proteínas pero también grasas saturadas, grasas trans, azúcares y sal que siempre hemos de tener en cuenta. La cantidad de grasa y sal es alta y muy variada. Así ,tenemos que 100 gramos de chorizo tiene 30 gramos de grasa mientras que el lomo contiene sólo 10 gramos. Además hemos de considerar su calidad, que depende principalmente de la alimentación en la crianza del cerdo, pero también del tratamiento y los aditivos añadidos en su elaboración. Siempre es más saludable la carne de un cerdo alimentado en el campo que la de un animal recluido en un corral y mantenido con pienso.

Los fiambres son elaborados principalmente con aglomerados de féculas o de almidón y evidentemente no son del todo saludables. Así por ejemplo, las salchichas de Frankfurt contienen un 25% de grasa saturada y también gran cantidad de fécula de patata.

Por último, hemos de recordar que los alimentos procesados contienen gran cantidad de sal y de nitritos con el objeto de prolongar su conservación, con los posibles efectos cancerígenos atribuidos a estos últimos. Muchos fabricantes, con el objetivo de neutralizar los nitritos, añaden ácido ascórbico (vitamina C) en la elaboración de sus productos.

Los ahumados y los adobados. Son pocos recomendables por el alto contenido en sal y los posibles elementos tóxicos del humo de la leña que han podido acumularse en el proceso de elaboración.

Las vísceras y despojos. Tienen un valor nutricional semejante a la carne magra, con menor cantidad de grasa pero con más colesterol. Su contenido en agua es elevado, siendo en general ricos en hierro, cobre y potasio además de las vitaminas B_{12}, A, D y C. Los más consumidos en España son el hígado, los riñones, los sesos y los callos sin olvidarnos de la morcilla.

122

Los pescados

Se consideran un alimento muy saludable por el aporte de proteínas de alto valor biológico y de grasa poliinsaturada con un alto contenido en omega 3. El aporte de proteínas es de 18 a 20 gramos por 100 gramos de pescado siendo el contenido de grasa muy variable, de 0,5 a 20 gramos por 100 gramos de pescado. Todo ello depende de si se trata de pescado blanco (rape, dorada y lenguado entre otros) o pescado azul (atún, salmón y sardina). Así, 100 gramos de lenguado contiene un gramo de grasa, mientras que la misma cantidad de atún tiene 15 gramos de grasa. Es importante recordar que se trata de ácidos grasos tanto omega 3 como omega 6. Los pescados contienen yodo, fósforo y potasio y solos los ricos en grasa aportan vitamina A y D.

En la década de los setenta del siglo pasado se constató que los infartos de miocardio eran muy raros en los esquimales. Con posterioridad se supo que se debía al alto contenido en omega 3 de su dieta. Por ello hoy en día los pescados están catalogados como alimentos muy saludables. El problema es que en la grasa de los pescados se acumulan ciertas cantidades de toxinas, por lo que se recomienda comer preferentemente pescados pequeños, es decir, sardina mejor que atún. Este consejo se apoya en que el pez grande se come al pequeño con todas sus toxinas.

Los mariscos comparten las propiedades del pescado blanco. Únicamente podemos destacar que en general son menos grasos y más ricos en colesterol y ácido úrico.

Los pescados tienen muy poco tejido conjuntivo, por lo que son más digeribles que la carne y además aportan menos calorías. Es otro motivo más para consumir preferentemente pescado en lugar de carne.

El pescado congelado conserva el mismo valor nutritivo que el fresco. En cuanto a sus cualidades gustativas depende del proceso de congelación y de descongelación, aconsejándose realizarlo lentamente a 4º C. Las conservas de pescado (atún y sardinas) son muy recomendables, pues es una manera de ingerir el omega 3 de forma cómoda y barata, aunque teniendo presente las calorías del aceite añadido, el cual no siempre es de oliva.

La leche y sus derivados

La leche, junto con los huevos, es uno de los alimentos más completos y de alto valor biológico. Esta afirmación queda ampliamente avalada si pensamos que la leche es el único alimento dado a las crías de los mamíferos.

La caseína representa el 80% de las proteínas de la leche y tiene la propiedad de coagularse al acidificarla. Esta cualidad es utilizada en la elaboración de los quesos. La grasa que aporta la leche son triglicéridos, conteniendo principalmente ácidos grasos saturados con una cantidad baja de colesterol (14 mg en 100 gr de leche de vaca).

La leche sólo aporta un carbohidrato, la lactosa (glucosa más galactosa), que al convertirse mediante la acción de ciertas bacterias en ácido láctico obtenemos el yogur. La asimilación de la lactosa a nivel intestinal depende de la lactasa, una enzima muy abundante en los niños hasta los dos años. Posteriormente la cantidad de esta enzima va disminuyendo, lo que da origen a la intolerancia a la lactosa.

La leche contiene vitaminas solubles en grasa (la vitamina D y la vitamina A) que se pierden en gran parte al desnatarla. Esto no debe preocuparnos porque en el proceso industrial se le añade de nuevo la vitamina D. La leche es la principal fuente de calcio de nuestra dieta y mantiene la proporción adecuada calcio/fósforo y en consecuencia la asimilación de calcio es la óptima. Debemos señalar que es muy difícil cubrir las necesidades de calcio si no se ingiere leche o sus derivados en una cantidad adecuada.

En España y en toda la Comunidad Europea está prohibida la venta de leche cruda para evitar la contaminación microbiana. Todos los tipos de leche disponibles en la actualidad en el mercado conservan las propiedades nutritivas que les son propias.

Disponemos de distintos tipos:

- Leche pasteurizada. Calentada a 63° C durante 30 minutos y posteriormente a 71,7° C durante 15 minutos. Requiere ser conservada en nevera.

- Leche esterilizada. Calentada a 110° C durante 20-30 minutos y luego homogenizada, con el objetivo de hacerla más digerible

- Leche uperizada (UHT). Calentada a 140° C durante 2 segundos. Conserva todas sus vitaminas y tiene mayor duración mientras no se abra el envase y se proteja de la luz.

- Leche en polvo. Obtenida por deshidratación.

- Leche condensada. Obtenida al añadirle sacarosa. Este hecho aumenta sus calorías considerablemente.

Hemos de referirnos también a la leche vegetal que procede de frutos secos, cereales y semillas. Posee un aspecto similar a la leche de origen animal. La variedad más popular es la leche de soja, que carece de colesterol y tiene la mitad de grasas y de calorías que la leche de vaca, conservando la misma cantidad de vitaminas B y algo más de hierro. En cuanto a su contenido en calcio y ácido fólico hemos de señalar que es muy bajo, sin embargo, la leche comercializada suele estar enriquecida con calcio. La leche de soja es apta para las personas intolerantes a la lactosa.

No está clara la asociación de la leche con el aumento del colesterol en sangre. De hecho, la mayoría de los estudios asocian un menor riesgo cardiovascular con el consumo de leche [60]. Los grandes estudios observacionales relacionan una mayor ingesta de lácteos con un menor peso con independencia del tipo de leche consumida, sin encontrar ventajas en los desnatados. Es más, incluso en los estudios de intervención muestran que los productos desnatados se asocian a un aumento de peso de predominio abdominal [61]. De todas maneras, las recomendaciones actuales en los adultos inciden claramente en que el consumo de leche debe ser moderado.

Durante la década de los años 50 del siglo XX el consumo de leche en niños y jóvenes fue exagerado, sobre todo en los Estados Unidos, donde frecuentemente la leche sustituía al agua en las comidas. Con posterioridad se encontró en las autopsias de los soldados de la guerra de Vietnam un aumento de la aterosclerosis. A partir de entonces se abandonó la costumbre americana de beber leche en las comidas. Sin embargo, el remedio fue peor, se sustituyó de forma generalizada la leche por los refrescos. Aun hoy en día muchos americanos se sorprenden al saber que los europeos bebemos agua en las comidas.

Debemos subrayar que no está demostrado que el aumento del consumo de leche, con objeto de aumentar el aporte de calcio, mejore la calidad de nuestros huesos, haciéndolos más resistentes y con ello prevenir posibles fracturas. Por el contrario, un reciente estudio observacional señala que grandes cantidades de leche puede favorecer la incidencia de fracturas [62]. Por ello debemos insistir que para protegerse

126

de la osteoporosis las mujeres no han de abusar de los lácteos, pues únicamente se logra incrementar el peso.

Otra situación que merece la pena comentar es la de las personas que presentan cólicos de riñón. Aún en el caso de tratarse de piedras cálcicas, no se debe excluir de su dieta la leche y sus derivados. En la actualidad se ha constatado en dichos individuos un aumento de la incidencia de osteoporosis tras años de restricción de lácteos, sobre todo en las mujeres, por lo que se recomienda un consumo moderado.

Los yogures. Su valor nutritivo es igual al de la leche siendo de más fácil digestión. El ácido láctico que contienen resulta muy beneficioso para la flora intestinal y mejora el sistema inmunitario. En la actualidad disponemos de diversos tipos de yogures en los que se han añadido grasa, frutas, cereales y otras sustancias aumentando su valor calórico pero no sus cualidades específicas.

Los helados. Su contenido es muy variable pero esencialmente se componen de grasa, leche y azúcares. Un 40% es aire, dándoles la consistencia de espuma. Los carbohidratos que poseen son de absorción rápida. Los helados que se venden para diabéticos contienen también azúcares, como son el sorbitol y el manitol, cuya absorción es más lenta pero aportando semejantes calorías. Los helados bajos en calorías se elaboran con grasas no asimilables sin modificar los azúcares

Los quesos. Existen muchos tipos con diferente composición pero todos ellos elaborados con la leche de vaca, oveja o cabra. El valor biológico de sus proteínas es menor que el de la leche, al perder parte de los aminoácidos azufrados. A algunos quesos se les añade grasa láctea y a otros se les extrae para hacerlos desnatados, por lo que es necesario siempre consultar la etiqueta si se desea saber la composición. Debemos tener en cuenta que los quesos aportan gran cantidad de calorías y son ricos en sal.

El queso fresco contiene menor cantidad porcentual de nutrientes así como de vitaminas, calcio y sodio por su alto contenido en agua si lo comparamos con el queso curado. Este último al ser deshidratado en su elaboración, al mismo peso aportará más calorías, minerales y vitaminas, sin embargo, carecerá de vitamina B (hidrosoluble) al haberse eliminado con el suero. En lo referente a los carbohidratos hemos de destacar que el queso curado prácticamente no los contiene, debido a que la lactosa se elimina también con el suero, mientras que en los quesos frescos se conservan.

El etiquetado de los quesos no siempre es suficientemente clarificador, ya que proporciona el porcentaje de grasa en el supuesto que no contuvieran agua. Esto no ocurre en realidad porque siempre existe un porcentaje significativo de agua. Así, un queso de un kilogramo donde se indica en el etiquetado un 50% de materia grasa y con un contenido de agua del 60%, no nos está indicando que medio kilogramo es de grasa. En realidad la cantidad de grasa es la mitad del 40% de la porción seca, que equivale a un 20% del peso del queso, es decir, 200 gramos de grasa.

El contenido de colesterol corresponde al aportado por la leche. Debemos conocer que 100 gramos de queso curado puede llegar a tener 870 mg de colesterol mientras que el queso fresco sólo 170 mg, al tener este último más porcentaje de agua.

El huevo

Junto con la leche, el huevo es uno de los alimentos más completos y de alto valor biológico, como se evidencia al

128

permitir el desarrollo de los embriones de las aves sin ningún aporte externo. El valor calórico por unidad es de aproximadamente 80 kilocalorías. Contiene proteínas de alta calidad, la albúmina en la clara y la ovovitelina en la yema. Ambas se utilizan como patrón para el cálculo del valor biológico de las proteínas del resto de alimentos.

Su digestibilidad depende del tipo de cocción al que es sometido. La clara se digiere mejor cuanto más hecha esté, mientras que la yema si se encuentra un poco cruda. Por esta razón, el huevo frito resulta ser el más digerible al tener la yema cruda y clara cocida. Por el contrario, el huevo duro en ocasiones puede ser mal tolerado debido a que la yema se encuentra muy cocida.

La calidad del huevo depende de la alimentación y de la crianza de la gallina, no de su raza. El color de la cáscara no aporta ninguna cualidad extra. Como ya hemos indicado, las gallinas criadas al aire libre con grano darán mejores huevos que las de granja alimentadas con pienso. La suplementación con omega 3, a través del añadido de aceite de pescado en la alimentación de las gallinas, puede aportarnos beneficios como por ejemplo la reducción de triglicéridos [63].

Los lípidos que contienen los huevos son colesterol y ácido linoleico. Ambos se encuentran exclusivamente en la yema en una elevada proporción. Por esta razón durante años se aconsejó restringir la ingesta de huevos entre aquellas personas con obesidad o niveles altos de colesterol. Sin embargo, hoy en día sabemos que esta restricción como norma general no está justificada. Las recomendaciones clásicas aconsejaban tomar 300 mg de colesterol al día como máximo, que corresponde aproximadamente a un huevo.

En un reciente meta-análisis no se ha encontrado asociación entre el consumo de huevos y la enfermedad coronaria [64]. De hecho, la propia Fundación Española del Corazón (FEC) desde 2014 afirma que no es necesario restringir el consumo de huevos en la dieta de las personas sanas.

No se debe olvidar la presencia del huevo en la industria alimentaria, ya que debido a sus cualidades emulsionantes y aglutinantes son utilizados en la elaboración de salsas, batidos y otros.

Las bebidas

El agua. Más de las dos terceras partes del cuerpo humano es agua, siendo imprescindible para la vida. Es necesario reponer las pérdidas de agua de forma continuada. Si no se bebe diariamente la cantidad de agua requerida puede ocasionar deshidratación a corto plazo, que en casos extremos es potencialmente mortal.

Se recomienda tomar de seis a ocho vasos de agua (litro y medio) en condiciones de temperatura y ejercicio normales. No olvidemos que la cantidad tomada es en realidad mayor, ya que también ingerimos agua con los alimentos (frutas, verduras, leche y caldos entre otros).

Es importante saber que no todo el mundo detecta la sensación de sed de la misma manera. En algunos casos se puede incluso confundir con el hambre. Por ello, ante esa percepción se recomienda beber primero agua, pues a menudo se mitiga el apetito. La sensación de sed se pierde con la edad, por cautela es recomendable que de vez en cuando las personas mayores beban agua aun sin tener sed.

Los refrescos, zumos, tónicas y colas. Todos ellos llevan suplementos muy importantes de azúcares. Su contenido en carbohidratos representa del 5 al 20% de su peso, por lo que el aporte calórico es muy alto. Suelen edulcorarse con glucosa o con fructosa, normalmente utilizando el producto llamado jarabe de maíz, obtenido de este vegetal mediante un proceso industrial.

Un refresco puede llegar a contener la cantidad de azúcar equivalente a cuatro o cinco terrones de azúcar, sin aportar ningún otro nutriente. Así una lata de Coca-Cola contiene unos 30 gramos de fructosa, mientras una manzana sólo lleva 14 gramos. La capacidad para apaciguar la sed de los refrescos es limitada por el alto contenido en azúcares, favoreciendo un mayor consumo de los mismos en comparación con el agua.

Los refrescos son una de las causas principales del aumento de la obesidad en la actualidad, por su gran consumo tanto en niños como en adultos. Su ingesta origina principalmente la obesidad abdominal, es decir, el síndrome metabólico con todas sus consecuencias a largo plazo [65]. Son las llamadas calorías vacías, ya que prácticamente solo aportan hidratos de carbono de absorción rápida. Está ampliamente demostrado su perjuicio sobre la salud cardiovascular [66], incluso en individuos delgados [67]. En algunos países se ingiere entre el 10 y el 15% de las calorías a través de los refrescos, por lo que es predecible la alta prevalencia de obesidad en esos lugares.

Las bebidas light. Contienen edulcorantes sustitutivos del azúcar, pudiendo llegar a tener hasta el 30% de las calorías presentes en las bebidas normales. No se ha demostrado que no engorden, sí en cambio mantienen el mismo efecto favorecedor de la obesidad abdominal [68] que presentan en general todos los refrescos.

Las infusiones. Son bebidas obtenidas de las hojas, las flores o los frutos de diversas plantas. No aportan calorías y pueden servir para engañar el apetito. Existen una gran variedad muy utilizadas en la medicina tradicional.

El café. Más que actuar como estimulante directo, la cafeína inhibe los sensores de cansancio. Sin embargo, el cerebro termina adaptándose, requiriéndose cada vez niveles más altos de cafeína para mantener el mismo efecto. Además, contiene otros compuestos como son vitaminas, minerales y especialmente antioxidantes. No existe ningún estudio concluyente que pueda avalar su restricción en los hipertensos. El sentido común aconseja no abusar, sobre todo si provoca insomnio, palpitaciones o ansiedad.

El té. Proviene de una sola planta: la especie Camellia Sinensis. Sus propiedades beneficiosas para el organismo son muchas, dependiendo del tipo de té. Destacaremos su efecto antioxidante y regulador del apetito, así como sus propiedades digestivas y diuréticas. Entre sus componentes encontramos muchas sales minerales, las vitaminas A, C y E y el ácido fólico. También contiene cafeína y teofilina (antiasmático).

Las bebidas alcohólicas. En nuestra cultura las bebidas alcohólicas fermentadas más consumidas son el vino y la cerveza, por encima de las bebidas destiladas (whisky, brandy, ginebra, ron y otros). Ambas bebidas han demostrado beneficios a nivel cardiovascular, siempre tomadas en cantidades moderadas, del orden de 10 a 30 gr/día de alcohol. Este efecto positivo sobre la salud cardiovascular se atribuye al aumento de los niveles de HDL colesterol que producen y a su acción antioxidante, antiinflamatoria y anticoagulante que presentan [69]. Además aportan ciertos minerales (silicio y potasio) y algunas vitaminas.

El vino tinto y el vino blanco seco son los que menos calorías contienen. Los licores tienen gran cantidad de azúcares, con un índice glucémico muy elevado. El alcohol se metaboliza transformándolo en energía de forma directa o en triglicéridos, por lo que en definitiva aumenta las reservas de grasas.

Con el fin de unificar criterios a la hora de calcular el consumo de alcohol, la Organización Mundial de la Salud (OMS) estipuló una unidad de medida, **la Unidad de Bebida Estándar** (UBE). Cada UBE corresponde a una cantidad de entre 8 y 13 gramos de alcohol puro. Un hígado sano puede metabolizar alrededor de 1 UBE cada hora u hora y media, habiéndose establecido que el consumo de bebidas alcohólicas no debe superar el límite de 30 gr/día de alcohol en los hombres (3 UBE) y de 20 gr/día en las mujeres (2 UBE).

¿Cómo podemos hacer los cálculos?

Primero se debe saber la graduación alcohólica de una bebida, normalmente viene expresado en porcentaje, así un vino al 12% equivale a 12° de alcohol en 100 ml. A partir de ahí podremos calcular la cantidad de alcohol de una determinada bebida, multiplicando la cantidad (en ml) por la graduación y por 0,8, y dividiendo el resultado por 100. Por último para calcular las calorías, sabiendo que 1 gramo de alcohol son 7 kilocalorías, basta con multiplicar los gramos por 7.

Gramos de alcohol = cantidad ml x grados x 0,8 / 100

Kilocalorías = gramos de alcohol x 7

Veamos un ejemplo: 100 ml de vino al 12% corresponderá a 9,6 gramos de alcohol (100 x 12 x 0,8 /100 = 9,6). Siendo 67,2 las kilocalorías ingeridas, (9,6 x 7 = 67,2). Ahora bien, lo que hemos de tener presente es la ración que tomamos, así en el caso del vino una copa corresponde a 120 ml, por lo tanto será 11,5 gramos de alcohol y 80,6 kilocalorías.

En la tabla adjunta analizamos las diferentes bebidas alcohólicas mostrando el contenido de alcohol de una ración habitual y las kilocalorías que aportan. No olvidemos que a las calorías del alcohol se les debe añadir las de los azúcares que contienen dichas bebidas.

Bebidas alcohólicas

	Grados	ml	gr alcohol	Kcal alcohol	Kcal Totales
Cerveza Sidra	5	330	13,2	92,4	120
Vino Cava	12	120	11,5	80,6	110
Moscatel Martini	20	60	9,6	67,2	185
Licor Jerez	25	60	12	84	225
Coñac Ginebra Ron	40	60	19,2	134,4	144
Whisky	45	60	21,6	151	152

En los licores el aumento calórico es muy significativo, de 84 kilocalorías del alcohol pasan a 225 kilocalorías por ración, ya que se les añade azúcares en su elaboración. En

134

cambio las bebidas fermentadas (vino, sidra y cerveza) el incremento de calorías es discreto, así 330 ml de cerveza contiene un total de 120 kilocalorías siendo 92,4 kilocalorías las correspondientes al alcohol. Por último en las bebidas destiladas (coñac, whisky, ginebra y ron) el contenido de azúcares es despreciable por lo que la variación calórica es mínima.

Como podemos ver las bebidas alcohólicas tienen una importante influencia en el peso.

La cerveza. Se obtiene por fermentación de la cebada y se compone principalmente de agua (97%) a la que se le añade aceite de lúpulo (flavonoide) y solo pequeñas cantidades de azúcares. Se calcula que una cerveza con un 5% de alcohol contiene unas 150 kilocalorías en una lata de 330 ml. La cerveza light tiene en esta misma cantidad unas 100 kilocalorías y la sin alcohol unas 50 kilocalorías. Hay que señalar que las calorías varían dependiendo de cada marca y tipo.

La cerveza tiene un índice glucémico alto de 66 pero la carga glucémica es baja, solo de 6. Si lo comparamos con el zumo de naranja vemos que éste tiene un índice glucémico de 53 y la carga glucémica de 10, siendo muy semejante en ambas bebidas.

La relación de la ingesta de cerveza con la obesidad no está demostrada en la literatura médica, refiriéndonos siempre a un consumo moderado. Únicamente cuando se bebe en cantidades elevadas parece que favorece la obesidad abdominal como el resto de refrescos. No debemos olvidar la influencia sobre el peso de las tapas que a menudo le acompañan. Una norma básica es no tomar la cerveza para aplacar la sed, lo aconsejable es tomar antes un vaso de agua para luego poder saborear mejor la cerveza.

Los aceites y las grasas

El aceite de oliva. Como ya hemos señalado es el más aconsejable para freír al no alterarse tan pronto con el calor. Además, están ampliamente demostradas sus cualidades en la dieta mediterránea, al reducir un 30% los problemas cardiacos en prevención primaria [70]. La recomendación de ingesta de ácidos grasos monoinsaturados para la población española es del 20 al 25% de la energía diaria, que equivale de unos 45 a 55 gramos al día, según se ha calculado a partir de los datos aportados por el estudio PREDIMED. La fuente principal debe ser el aceite de oliva virgen al contener casi el 75% de grasa monoinsaturada

El aceite de girasol se debe reservar para aliñar, aunque hemos de reconocer que el paladar lo notará. Este último destaca por ser muy rico en omega 6, hasta un 40%, a diferencia del aceite de oliva que sólo contiene el 10%. Por último debemos recordar que **el aceite de palma y el de coco,** muy utilizados en la industria por su bajo precio, presentan un alto porcentaje de grasas saturadas y en realidad son poco saludables.

La mahonesa. La más sana sin duda es la natural y además tiene mejor sabor. Lo más aconsejable es elaborarla uno mismo, sin embargo, la comercializada tiene un menor riesgo de contaminación y una mayor duración. Debemos tener cuidado con la mahonesa light, que aunque tenga menos grasa tiene bastante cantidad de azúcar añadido y por ello el aporte calórico sigue siendo importante.

La mantequilla. El 80% de su composición son lípidos, con un contenido en grasa saturada del 50%. Presenta una alta densidad calórica, proporcionando en una ración de 20 gramos de mantequilla unas 180 kilocalorías y 40 miligramos de colesterol. Al calentarse se modifica la estructura de sus lípidos, apareciendo sustancias que pueden ser irritantes para la mucosa gástrica y empeorar su digestibilidad. Sin embargo, no se produce alteración estructural con posibles efectos nocivos para la salud.

La margarina. Proviene de aceite vegetal que mediante hidrogenación se solidifica al saturarse. Durante años se dijo que era más saludable que la mantequilla, al proceder de un aceite vegetal, hasta que se dieron cuenta que la hidrogenación parcial producía ácidos grasos trans muy perjudiciales. En la actualidad se ha solventado este problema realizando una hidrogenación total, consiguiendo así niveles de ácidos grasos trans inferiores al 1%. El contenido de grasa saturada de la margarina es del 25 al 30% inferior a la presente en la mantequilla.

Los azúcares

El azúcar. La composición del azúcar blanco o refinado es el 98% sacarosa. Se trata de un disacárido formado por la unión de dos moléculas (glucosa y fructosa), que aporta 380 kilocalorías en 100 gramos. Una bolsita de azúcar suele contener unos 8 gramos, es decir, 30 kilocalorías. El azúcar moreno o integral presenta características semejantes al azúcar blanco, la diferencia está en que contiene además fibra y minerales. En realidad, el único inconveniente es que endulza menos y por ello se tiende a aumentar las cantidades a añadir.

Con frecuencia tomamos gran cantidad de azúcar de forma inadvertida en los alimentos procesados. La industria sabe que cuanto más azúcar contenga un producto, más vende. Lo suelen añadir a través de jarabe de maíz, azúcar pulverizado, maíz dulce, azúcar invertido, maltodextrina, melaza, jarabe de arce, almíbar, jugo de caña y otros. Además el etiquetado es confuso, aunque se especifique la cantidad de azúcar no se detallan los demás componentes.

La influencia del azúcar en el sobrepeso es indiscutible. Se ha demostrado ampliamente que a igualdad de calorías si éstas proceden de azúcares añadidos, el efecto sobre el peso es mayor [71].

La miel. Es el único producto de la alimentación que la naturaleza nos lo entrega directamente para envasarlo, pues posee ya sus conservantes naturales. En condiciones de temperatura normales cristaliza, lo que es garantía de calidad. Para licuarla de nuevo basta con calentarla a menos de 60°, no perdiendo ninguna de sus propiedades. La composición de la miel es el 80% azúcar, fructosa principalmente, el 15% agua y el 5% proteínas. Además contiene vitaminas y minerales. Es un alimento hipercalórico de absorción rápida, aportando 300 kilocalorías en 100 gramos.

Se ha utilizado desde tiempos remotos como producto medicinal. Sus cualidades dependen del polen y del néctar que las abejas han recogido de cada flor. La miel tiene propiedades antibacterianas, habiéndose demostrado su efectividad contra la gastroenteritis [72]. Aporta muchos compuestos beneficiosos: enzimas, aminoácidos, minerales, vitaminas, polifenoles y otros. Por todo ello, su consumo aumenta los niveles de antioxidantes y reduce los indicadores de inflamación [73].

El chocolate. En los últimos años se ha demostrado que el chocolate negro a bajas cantidades presenta efectos beneficiosos para el corazón, pudiendo llegar a reducir el riesgo de enfermedad cardiovascular en un 37% [74]. Este efecto se atribuye a los flavonoides que contiene, que también se encuentran en el té y en algunas frutas. Sin embargo, debemos aclarar que este beneficio sólo se puede atribuir al chocolate con un contenido superior al 85% de cacao, es decir, con menos del 15% de azúcar. Este alimento es rico en vitamina B y A, hierro y potasio. Con respecto al resto de los chocolates, se podría decir que son azúcar con sabor a chocolate. El cacao natural es amargo y se suaviza añadiéndole azúcar. No debemos olvidar que contiene una gran cantidad de calorías, incluso el que no lleva azúcar añadido. Se debe ser prudente, ya que 30 gramos (una onza) de chocolate con un porcentaje del 90% de cacao aporta 180 kilocalorías.

La sal

La cantidad de sal recomendada es de unos seis gramos al día, que corresponde a una cucharadita. Sin embargo, es prácticamente imposible calcular la que ingerimos, ya que la sal está presente en todos los productos elaborados, por ejemplo en el jamón york, en las galletas e incluso en la leche, sin olvidarnos de los cubitos de caldo, las conservas y muchos más. Lo prudente es minimizar la ingesta de estos productos, ya que la sal que se añade en la cocina es despreciable en comparación con la que viene escondida en los productos procesados.

Hoy en día a los hipertensos se les recomienda sazonar lo mínimo. La supresión drástica de la sal aconsejada hace unos años no ha mostrado beneficio ni para el riesgo cardiovascular ni para el control de la tensión arterial, pudiendo ser incluso contraproducente.

Los aditivos

Los conservantes. Han existido siempre, tradicionalmente se ha utilizado la sal y el vinagre, pero ya en tiempo de los romanos se utilizaban el nitrito sódico (E250), los sulfitos (E221), el dióxido de azufre (E220) y otros muchos. Lo único novedoso ha sido ponerles nombre y valorar su toxicidad. El cambio sustancial radica en que actualmente antes de utilizar un aditivo hay que evaluarlo, por lo que en principio hemos de pensar que supone una garantía.

No debemos angustiarnos con ellos pues existe un control estricto. Sin embargo, es aconsejable moderar su consumo, evitando los alimentos elaborados y comiendo al máximo alimentos naturales. Consumir en exceso productos que contengan algún aditivo puede suponer un cierto riesgo para la salud. Por ejemplo, se ha relacionado las dietas con alto contenido en nitritos con un aumento del riesgo de padecer cáncer de esófago a largo plazo. Este hecho solo nos indica que el abuso de alimentos con nitritos aumenta la posibilidad de presentar dicho cáncer, no que lo produzca.

No debemos olvidar que la comida se pudre y en consecuencia, requiere ser sometida a algún método de conservación. El frigorífico ha sido sin duda el mejor invento.

Los edulcorantes. Tenemos los naturales (el sorbitol y el manitol) que son derivados del azúcar, aportando semejantes calorías pero de absorción más lenta. Además disponemos de los edulcorantes artificiales (la sacarina (E954), el ciclamato sódico (E952) y el aspartamo (E951)) que no aportan calorías y poseen un mayor poder edulcorante. Todos ellos son inocuos a dosis pequeñas, pero se aconseja no abusar. Los consensos actuales (IDA- EFSA) aprueban su uso, al haberse demostrado que no existe riesgo cancerígeno con una ingesta diaria moderada [75].

La stevia, actualmente de moda, proviene de una planta originaria de Paraguay con gran capacidad edulcorante pero sin aporte calórico, sus posibles efectos beneficiosos (antioxidante) no están demostrados en la versión en polvos, sólo en su forma natural.

Los productos sustitutivos de las grasas. Con el objeto de disminuir la ingesta calórica se han desarrollado una serie de sustancias que proporcionan semejantes cualidades sensoriales que la grasa con menos calorías. Se utilizan sobre todo en repostería y en algunos alimentos procesados. Su consumo debe de ser limitado. Los encontramos en los alimentos dietéticos y en los productos etiquetados como bajos en grasas, que no quiere decir sin calorías.

Estas sustancias se obtienen por modificación de algunos carbohidratos procedentes de cereales, granos o almidones; y de fibras como gomas y geles. También se consiguen a partir de proteínas, como por ejemplo por la modificación de la clara de huevo o del suero de la leche, y por cambios en los triglicéridos de los aceites vegetales. Debemos diferenciarlos de los productos meramente espesantes, que únicamente disminuyen la densidad total calórica a costa de perder cualidades gustativas.

Todos esos productos cumplen con la normativa de seguridad alimentaria, pero presentan algunas desventajas como son la reducción en la ingesta de los ácidos grasos esenciales y de las vitaminas liposolubles. Sin embargo, el principal inconveniente que presentan es no modificar los hábitos dietéticos y en consecuencia, terminar ingiriendo las mismas calorías. Existen pocos estudios sobre los beneficios que estos productos pueden producir sobre la salud.

¿El agua puede calmar el hambre?

No cuesta nada intentarlo, ya que a menudo al menos lo apacigua. Lo que sí parece demostrado es que beber agua antes de comer ayuda a tomar menor cantidad de comida, y por lo tanto evita la obesidad [76]. Una buena opción es beber un caldo de verduras o una infusión antes de iniciar la ingesta.

¿El agua con las comidas engorda?

No, el agua no puede engordar al no aportar calorías. Lo que sucede es que si no se bebe será más difícil terminarse un bocadillo. Es decir, el agua facilita que se siga comiendo. Al mezclar los alimentos con agua se aumenta y mejora la digestibilidad de los mismos y en realidad, se favorece su absorción y por tanto su asimilación. Sin embargo, su repercusión sobre el peso es mínima.

¿Qué efecto tienen sobre el peso los edulcorantes artificiales?

La verdad es que sirven de muy poco para lograr perder peso. Es bien conocido que la obesidad va aumentando a medida que aumenta el consumo de edulcorantes. Los estudios han demostrado que la ingesta de estos productos no se asocia con una disminución real de las calorías totales consumidas. Por otro lado se sabe que cuando el sabor dulce se convierte en una norma en nuestra alimentación, el hipotalámico deja de funcionar correctamente y con ello el mecanismo de la saciedad.

¿Los alimentos light sirven para adelgazar?

No en absoluto, las personas que sustituyen los alimentos por su versión light tampoco disminuyen la cantidad calórica. Existen múltiples estudios sobre este tipo de alimentos, pero la mayoría con implicación directa de la industria alimentaria por lo que sus resultados quedan en entredicho.

Se define como alimento light el que tiene menos del 30% de calorías respecto al normal y como siempre, la forma de hacerlo suele ser quitando ingredientes naturales y sustituyéndolos por otros a menudo cuestionables. Al suprimir la grasa de los alimentos estos se quedan sin sabor y sin consistencia, para evitarlo se le añaden todo tipo de espesantes: goma guar, carragenina, goma xantana entre otros. Es decir, sustituimos la grasa natural por carbohidratos de relleno.

En la mayonesa light, por ejemplo, se aumenta la cantidad de agua y se añade algún espesante barato como fécula de maíz. Es decir, se diluye la mayonesa en agua y se utiliza menos aceite, menos huevo y encima nos cobran más. Los productos light son sin duda la estrella de la industria alimenticia actual, lo que está claro es que cada vez se consumen más alimentos light y cada vez hay más obesos.

¿Qué son los alimentos funcionales?

Son aquellos en los que se han agregado componentes biológicamente activos, como minerales, vitaminas, ácidos grasos, fibra alimenticia o antioxidantes. También puede haberse suprimido algún componente como ocurre en los alimentos sin lactosa o sin gluten.

Las autoridades sanitarias aconsejan que el consumo de estos alimentos sea solo una parte moderada de la dieta y en ningún caso sustitutivos de la misma. En la mayoría de casos no aportan beneficios a la salud, al no haberse demostrado en estudios con la suficiente rigurosidad. Debemos tener presente que además presentan un sobrecoste no justificado. Solo son de consumo ineludible en las intolerancias, como ocurre con la lactosa o el gluten.

¿La dieta vegetariana es una buena opción?

Los estudios indican que es la estrategia que más éxito tiene para conseguir la pérdida de peso, también es la más dura y que exige mayor fuerza de voluntad. Desde el punto de vista de la salud, ha demostrado disminuir el riesgo de enfermedades cardiovasculares y de diabetes. Con referencia al cáncer, los estudios muestran resultados poco claros o contradictorios. En las dietas vegetarianas completas, sin lácteos ni huevos, se suele requerir suplementos de algunos minerales (hierro, zinc, azufre y calcio), vitaminas (B_{12}) y ácidos grasos esenciales (omega 3), para evitar deficiencias nutricionales a largo plazo por la dificultad de realizarla correctamente.

¿Son mejores los alimentos ecológicos?

Ante todo vamos a aclarar de qué estamos hablando. Los alimentos ecológicos son aquellos producidos utilizando los medios naturales, es decir, los tradicionales, sin abonos industriales y de acuerdo a una normativa internacional establecida. Se puede afirmar que las cualidades nutricionales son semejantes a los productos obtenidos por los métodos modernos, no aportan más nutrientes ni cambios en su composición [77]. El abonado y control de las posibles plagas se realiza con productos de la naturaleza, que no dejan de ser compuestos químicos. En principio los alimentos ecológicos parecen ser más saludable, pero ¡ojo! los abonos naturales como el estiércol no siempre se utilizan de forma adecuada y pueden originar contaminación microbiana, con el consiguiente efecto sobre la salud.

Los alimentos ecológicos son más sostenibles desde el punto de vista del impacto sobre el ecosistema. El problema radica en la dificultad de obtener una producción agrícola en masa y por lo tanto poder alimentar a toda la población. En cuanto al sabor, no existe gran diferencia si son sometidos a la conservación y maduración en cámaras. Si los productos se dejan madurar en la planta el sabor es incomparablemente mejor. El caso más llamativo es el de los tomates, no hay color. Los alimentos ecológicos son ideales en comunidades pequeñas con terreno y clima idóneos, pues se convierten en un producto de proximidad, de la huerta a la mesa.

¿Qué aportan los alimentos integrales?

Son sin duda los más recomendables desde el punto de vista de la salud ya que aportan fibra y minerales y además, presentan un menor índice glucémico al ser su absorción más lenta. Los estudios actuales demuestran una menor incidencia de obesidad en los individuos que los toman de forma habitual, así como un menor riesgo de presentar enfermedad metabólica [78].

La alimentación adecuada

Ahora debemos aclarar dos conceptos que son diferentes, no es lo mismo una dieta equilibrada que una dieta saludable. Aparentemente se puede pensar que hablamos de lo mismo, pero una dieta equilibrada puede ser no saludable. Lo contrario es más difícil ya que para ser una dieta saludable debe estar también equilibrada en sus componentes.

La dieta equilibrada

Entendemos por dieta equilibrada aquella que contiene todos los nutrientes que requiere el organismo y en la proporción adecuada. Exige consumir una gran variedad de alimentos para asegurarnos la aportación correcta.

El problema principal de las recomendaciones de la dieta equilibrada, elaboradas por los diferentes organismos internacionales, es que no tienen en cuenta las fuentes de los alimentos. No especifican, por ejemplo, si los carbohidratos provienen de las legumbres o de la bollería industrial que como sabemos no tienen nada que ver.

Los organismos nacionales e internacionales a lo largo de las últimas décadas han establecido el reparto de las calorías mediante un porcentaje para los distintos principios inmediatos. Con pocas variaciones se ha recomendado que el aporte calórico provenga del 50 al 70% de los carbohidratos, del 10 al 20% de las proteínas y del 20 al 30% de las grasas. Sin embargo, el grado de evidencia de estas indicaciones es muy bajo al tratarse de recomendaciones de expertos apoyadas en datos epidemiológicos. Debemos recordar que se han basado principalmente en los posibles efectos negativos atribuidos hace varias décadas a las grasas y a las proteínas, que como ya hemos señalado en la actualidad se cuestionan.

En los últimos años, gracias a estudios más rigurosos y al análisis de los diferentes alimentos, se han modificado las recomendaciones clásicas. Así, tanto la última revisión de la Biblioteca Cochrane como el consenso español (FESNAD-SEEDO) reconocen que no hay evidencia científica para poner un límite máximo al porcentaje de grasas ni al de proteínas. Sin embargo, han mantenido las recomendaciones mínimas establecidas respecto a las proteínas requeridas.

De forma general se acepta, basándose en el meta-análisis publicado en 2003 [79], que el requerimiento de proteínas de alta calidad es de un gramo de proteína por kilo de peso al día en el adulto sano sin gran actividad. Ésta es la cantidad mínima, que supone menos del 10% del total de las calorías ingeridas. Sin embargo, hoy en día la mayoría de sociedades científicas sugieren que la cantidad idónea de proteínas podría oscilar de 1 a 1,3 gramos por kilo de peso del individuo.

Ahora expondremos a modo de ejemplo unos casos prácticos de lo que representa esta recomendación. En primer lugar consideraremos un varón de 80 kilos sin actividad física significativa. Si se le aconseja de 1,0 a 1,3 gramos por kilo

148

de peso, esto supone de unos 80 a 100 gramos de proteínas, que equivale a 100 gr de garbanzos, 160 gr de pollo, 200 gr de merluza, 60 gr de queso, un huevo y un vaso de leche. En el caso de una mujer de 60 kilos, le correspondería de 60 a 70 gramos de proteínas que equivale a 80 gr de lentejas, 140 gr de carne roja, 160 gr de merluza, 40 gr queso, un huevo y un vaso de leche.

No se ha establecido ningún máximo en la ingesta de proteínas al no disponerse de estudios concluyentes para justificarlo. Las necesidades en niños, embarazadas y deportistas son mayores.

En 2011 el consenso español sobre obesidad de la FES-NAD-SEEDO estableció que una dieta equilibrada es la que se encuentra entre los siguientes rangos: del 45 al 55% de carbohidratos, del 15 al 25% de proteínas y del 25 al 35% de grasas totales. Como vemos, los porcentajes de proteínas y grasas están aumentando en detrimento de los hidratos de carbono.

La Agencia Europea de la Seguridad Alimenticia (EFSA) en 2010 recomendó también disminuir los carbohidratos, por estar ampliamente demostrados los efectos negativos de éstos si se comen en exceso. Esta recomendación nos lleva al consiguiente y lógico aumento porcentual en la ingesta de proteínas y grasas.

No se ha de olvidar que estas indicaciones deben ajustarse de forma individual. Es decir, en relación a la edad, sexo, actividad física y enfermedades asociadas del sujeto. El aporte nutricional está referido a un período de tiempo superior a unos días, pues existe una compensación en períodos cortos, ya que se dispone de las reservas requeridas tanto de energía como de los nutrientes esenciales.

La dieta saludable

Entendemos por dieta saludable la que cumple con los criterios establecidos por los organismos internacionales competentes para mantener un buen estado de salud mediante la ingesta de alimentos saludables. Para afirmar que un alimento es sano debemos considerar no sólo la calidad nutricional sino también su seguridad alimentaria. Es decir, que los alimentos no estén contaminados o presenten algún agente tóxico que pueda poner en peligro nuestra salud. En nuestro medio la seguridad alimentaria está garantizada en términos generales por los controles y la legislación. La calidad nutricional depende de nuestra elección a la hora de alimentarnos, teniendo siempre en cuenta las recomendaciones de los expertos.

Todas las directrices publicadas por las sociedades médicas tienen como objetivo evitar los problemas sanitarios y con ello mejorar la salud de la población. Dichas normas se basan en estudios científicos cuya calidad ha ido aumentando a lo largo de los últimos años. En este sentido, podemos afirmar que las recomendaciones de los años sesenta del siglo pasado son a menudo cuestionadas en la actualidad. Sirva como ejemplo la reducción de grasas saturadas recomendada en ese tiempo. Los estudios más recientes apuntan a que son los hidratos de carbono los principales responsables de las enfermedades cardiovasculares y de la obesidad, no las grasas saturadas.

Se ha desarrollado un índice de alimentación saludable, el llamado HEI (Healthy Eating Index), para calcular de forma sencilla la idoneidad de una dieta desde el punto de vista de la salud. En un sólo número queda reflejada la calidad nutricional de los alimentos que está tomando un determinado individuo, siempre con referencia a las recomendaciones internacionales vigentes. Si los alimentos se consideran saludables se les da un número mayor, así cuanto más alta sea la puntualización final, la dieta será considerada más saludable.

El Índice de Alimentación Saludable para la población Española (IASE) es la versión española del HEI, que ha sido modificada para adaptarla a las recomendaciones propuestas por la Sociedad Española de Nutrición Comunitaria (SENC). Con este índice se puede calcular de forma individual la calidad de la dieta con referencia a su salubridad. La puntuación máxima es de 100 puntos. Se considera que una dieta es saludable si es mayor de 80 puntos; que requiere alguna modificación si se encuentra entre 50 y 80 puntos; y poco saludable si es menor de 50 puntos [80] Más adelante utilizaremos este índice para calcular la salubridad de nuestra dieta de forma individual.

Se ha constatado que los individuos que realizan una dieta saludable aun comiendo más cantidad mantienen un menor peso. Pero también es verdad que estos sujetos realizan mayor actividad física por propio convencimiento.

A continuación nos referiremos de nuevo a la salubridad de algunos alimentos cuestionados durante muchos años y que en la actualidad los estudios más recientes no lo confirman.

En un estudio poblacional del 2009 con medio millón de individuos [81] se constató que la carne roja se asocia de forma muy moderada con la mortalidad total por cáncer o enfermedad cardiovascular. Otro asunto muy distinto son los productos procesados como los embutidos, los fiambres o las salchichas que presentan un riesgo aumentado de morbimortalidad [82].

Múltiples estudios no han podido encontrar una relación significativa entre las carnes rojas y el cáncer de colon, ni tampoco con el cáncer renal o de próstata [83]. De todas formas para evitar los posibles tóxicos que se puedan generar por la fermentación de sus proteínas a nivel intestinal, se aconseja aumentar la ingesta de almidón (fibra presente en la patata y el plátano) sobre todo en las dietas pobres en carbohidratos.

Al comer los alimentos naturales ingerimos grasas de diferentes tipos sin ningún problema para la salud si se respetan las cantidades apropiadas. La carne tanto de ternera, aves o cerdo tiene una cantidad de grasa saturada moderada, que va del 5 al 10% de su peso, igual ocurre con los productos lácteos enteros. Si se toman con sentido común y mesura no tienen por qué ser nocivo. Si se desea controlar la ingesta de grasa saturada, lo que se debe hacer es suprimir los alimentos elaborados como son: los embutidos, los preparados cárnicos, la bollería, la panadería industrial y los platos precocinados entre otros. Carece de sentido eliminar de la dieta cualquier alimento natural, siempre y cuando no se abuse de ellos.

Las recomendaciones dietéticas

Las recomendaciones dietéticas se han estableciendo poco a poco desde los años sesenta del siglo pasado mediante consensos internacionales, basándose en los estudios vigentes en cada momento. A lo largo de los años se han introducido pequeñas variaciones, tan lentamente que únicamente si comparamos los primeros consensos publicados con los actuales se puede apreciar dichos cambios. Los estudios más recientes, de mayor rigor respecto a los previos, nos indican que no siempre coincide lo que es realmente saludable con lo recomendado en décadas anteriores. Por otro lado, nos encontramos con la dificultad de modificar una serie de conceptos adquiridos por la población que actualmente se consideran incorrectos.

A continuación vamos a exponer en forma de resumen las recomendaciones actuales para la población adulta, centraremos en cada uno de los principios inmediatos. Estas directrices están aceptadas por la mayoría de las sociedades científicas y poseen unos niveles altos de evidencia.

Sobre **los carbohidratos,** hay que destacar la existencia de un consenso generalizado, desde hace muchos años, acerca de que los vegetales y las frutas son la base de una

153

dieta saludable. Sus beneficios cardiovasculares [84] son indiscutibles. El comer dichos alimentos en abundancia trae como consecuencia una disminución de la ingesta del resto de alimentos, moderando la energía total ingerida. Sin embargo, no existen pruebas que confirmen que la toma de abundantes frutas y verduras prevenga la posibilidad de padecer un cáncer [85] o de evitar el desarrollo de la obesidad [86].

También existe la indicación de que se deben reducir al máximo los alimentos altamente procesados, por su bajo valor nutricional y su alto contenido en grasas, sal y azúcares añadidos. Nos referimos al pan de molde, la bollería, las galletas y los alimentos precocinados entre otros.

Como ha propuesto la OMS en 2015, modificando sus indicaciones anteriores, es necesario reducir al máximo los azúcares añadidos. Dicha organización sigue aconsejando no ingerir más del 10% de la energía a partir de los azúcares añadidos, pero incorpora una nueva recomendación al manifestar que lo ideal sería tomar menos del 5% de la energía total a través de los mismos [87].

Si nos referimos a **las grasas**, hoy en día ya no se es tan estricto sobre la cantidad de colesterol que se debe consumir. La mayoría de guías no establecen el límite en 300 mg diarios como se afirmaba hace algunos años. En las recomendaciones de la FESNAD de 2015 para la población española [88], con un alto grado de evidencia, se aconseja consumir una dieta alta en grasa total en vez de alta en carbohidratos. Afirmando asimismo que no existe ningún peligro para la salud, siempre que se trate de grasas insaturadas de procedencia vegetal.

El rango de ingesta deseable de grasa total puede variar entre un 20 y un 40% de la energía diaria. En cuanto a la reducción del consumo de ácidos grasos saturados, tras reconocer que el grado de evidencia es muy bajo, mantiene la recomendación de un consumo moderado.

Como vemos, la cantidad de grasa total es mayor de la que se recomendaba hace unos años, al demostrarse que con su reducción se aumenta la cantidad de azúcares ingeridos, con un posible efecto negativo especialmente si se trata de carbohidratos de rápida absorción. En cuanto a la grasa saturada se sigue manteniendo la cantidad del 10% de las calorías totales de la ingesta diaria, no porque se tengan datos concluyentes sino por ser una cantidad razonable en el conjunto de la ingesta.

El informe FESNAD propone consumir ácidos grasos monoinsaturados como fuente principal de grasa para mejorar el perfil lipídico, recomendando que del 12 al 30% de la energía total aportada sea de este tipo de grasa (27-67 gr/día). También mantiene la necesidad de sustituir al máximo los ácidos grasos saturados por los omega 6, hasta un 10% de la energía diaria (10-20 gr/día), preferentemente procedentes de vegetales. La ingesta deseable de omega 3 oscila entre el 0,1 y el 1,0% de la energía diaria (0,25-2,25 gr), obtenida a partir del consumo de pescado azul y a través de nueces, productos de soja y vegetales de hoja verde. La evidencia actual no permite emitir recomendaciones sobre ingesta de omega 3 añadida a algunos alimentos como es en la leche.

La OMS y la Asociación Americana del Corazón (AHA) recomiendan disminuir las grasas trans al 1% del aporte energético total, que equivale a 2 gr/día para una dieta de 2.000 kilocalorías. Por su parte la directiva europea establece como límite máximo de grasa trans el 3% del contenido total de materia grasa de un producto. Si se realizan los cálculos vemos que el resultado en ambos casos es muy semejante.

Solo Dinamarca, Austria, Suiza e Islandia tienen legislada la obligación de limitar al 2% la cantidad de grasa trans utilizada en todos los productos elaborados. En la actualidad en España se está tramitando esta limitación al 2%. Todos los datos disponibles apuntan que un aporte mayor al 2% de la energía a partir de los ácidos grasos trans incrementa significativamente el riesgo de sufrir enfermedades cardiovasculares, hasta en un 23% [89] respecto a los no consumidores. Por tanto, la ingesta de ácidos grasos trans debe ser lo más baja posible y lo ideal es no superar el 1% de la energía total.

Por último con referencia a **las proteínas,** persisten las recomendaciones sobre el mínimo requerido (0,8-1 gr/kg del peso) pero no está establecido el límite máximo en el adulto sano, como ya hemos comentado. Se recomienda su aporte principalmente a través de los huevos, la leche y sus derivados junto con las carnes blancas y el pescado, sin olvidar las legumbres y los frutos secos.

Con referencia a las carnes rojas, su consumo no debe restringirse pero sí mantener una cierta moderación. Los estudios no han demostrado ni su implicación en ciertos cánceres (colon, pulmón o vesícula) ni un efecto nocivo a nivel cardiovascular, siempre refiriéndose a cantidades moderadas. Sin embargo, los estudios con ingestas elevadas de este tipo de carnes no son concluyentes por lo que se recomienda prudencia.

Para evitar posibles efectos tóxicos, la carne no debe ser sometida a altas temperaturas ni cocinarla a la brasa de forma habitual. Debemos destacar que la fritura está fuera de cualquier sospecha. Lo que sí se aconseja es reducir el consumo de carnes procesadas y embutidos, sobre todo si no se conoce la procedencia o no son de calidad garantizada. Esto no excluye una ingesta de forma ocasional.

Además existen una serie de recomendaciones aceptadas de forma general que es bueno tener presente. Se aconseja la toma de 20 a 25 gramos de **fibra** al día, dando preferencia a los alimentos integrales, las frutas y las verduras. Debemos señalar que si tomamos al día tres piezas de frutas de tamaño normal ingerimos ya la mitad de la fibra requerida, así como las necesidades de vitamina C y parte de las necesidades de vitamina A y B, hierro y potasio. En cuanto a **la sal**, se recomienda unos 6 gramos al día. Se debe recordar que la mayor parte la ingerimos con los alimentos, en especial en los elaborados y las conservas, no añadida de forma directa en la comida.

Lo ideal es utilizar preferentemente **aceites vegetales** en vez de grasas sólidas y, limitar los alimentos y las bebidas que contengan azúcares añadidos. Se recomienda comer pescado como mínimo 2 veces por semana, medio litro de leche al día en el adulto sano o su equivalente con sus derivados, y 3 o 4 huevos semanales.

En este punto es necesario hacer referencia a **la dieta mediterránea.** Los ingredientes propios de esta dieta son: el trigo, el aceite de oliva, las frutas y las verduras, los frutos secos, el queso y el pescado sin olvidarnos del vino. Debemos tener en cuenta que los beneficios de esta dieta tienen mucho que ver con la forma de cocinar y el estilo de vida propio del mediterráneo. En 2010 esta dieta fue declarada Patrimonio Cultural de la Humanidad quizás porque es necesaria preservarla dado los cambios de costumbres actuales.

Su reconocimiento como dieta saludable por las sociedades científicas se debe a los múltiples estudios realizados a partir de 1948. Éstos han demostrado una menor incidencia de enfermedad cardiovascular en los sujetos que ingieren esta dieta con respecto a los individuos que se alimentan con otros tipos de dietas [80].

Más recientemente se ha publicado un meta-análisis en el que se verifica su efecto positivo sobre todos los marcadores metabólicos de riesgo cardiovascular. Lo más relevante es que los autores confirman que el éxito se debe principalmente a la adherencia a este tipo de dieta [91]. No podemos olvidar de mencionar el estudio PREDIMED, ya aludido anteriormente, al tratarse de un ensayo multicéntrico aleatorizado realizado en España en un total de 7.447 personas con un seguimiento de 4,8 años. Este estudio evidenció el efecto positivo de la dieta mediterránea sobre la prevención primaria de la enfermedad cardiovascular.

Las cualidades de esta dieta se atribuyen al consumo de productos ricos en ácidos grasos monoinsaturados junto con los polifenoles presentes en la piel de la uva y por tanto en el vino tinto; los lignanos que se encuentran en las aceitunas, en el aceite de oliva virgen y en diversas semillas, y por último en el consumo de cereales integrales. Otro aspecto importante de la dieta mediterránea es la de conseguir mejores resultados en el mantenimiento del peso a largo plazo [91].

Aunque podemos pensar que esta dieta ha sido la de nuestros abuelos de forma generalizada, debemos reconocer que no es así. En realidad ésta se basaba principalmente en cereales, patatas y legumbres pero con pocas verduras, frutas y pescado, ya que estos alimentos no estaban disponibles para la mayoría de la población. Tampoco hemos de creer que esta dieta sea homogénea en toda la cuenca mediterránea, no sólo por las características del terreno sino también por la influencia cultural de las distintas regiones.

Por último nos referiremos a **la dieta de los pacientes diabéticos**, destacando que las recomendaciones son las mismas que para la población general. Únicamente en caso de insuficiencia renal se debe realizar alguna restricción. No son aconsejables los alimentos para diabéticos que encontramos en el mercado, no sólo por su alto precio sino porque no aportan ninguna ventaja añadida. Si se analiza el etiquetado se verá que contienen dextrosa, sacarosa, fructosa o sorbitol que no dejan de ser hidratos de carbono, además de ser ricos en sal.

Los objetivos de la dieta del enfermo diabético es lograr el peso adecuado y conseguir niveles óptimos de glucemia y lípidos plasmáticos. Para alcanzar estas metas es necesario un esfuerzo tanto del equipo de personas que se dedican al cuidado de estos pacientes como del propio afectado. Es esencial un período de entrenamiento de la dieta para proporcionar al paciente la máxima flexibilidad en su plan de alimentación. Se debe adaptar a unos objetivos concretos de forma individual, respetando el estilo de vida y los gustos personales, además de tener en cuenta factores de carácter cultural y económico.

La última revisión sobre las recomendaciones nutricionales para los pacientes diabéticos de la Asociación Americana de la Diabetes (ADA) de 2014 reconoce que los postulados clásicos no parecen estar tan claros hoy en día, por lo que se muestra más flexible. Por ello, no establece un porcentaje de carbohidratos, proteínas, grasas y fibra propio para los diabéticos, y aconseja las mismas proporciones que para la población general. Propone adaptar la dieta de forma individual, haciendo hincapié más en la calidad que en la cantidad de los nutrientes.

El problema principal en la formación del paciente diabético en las consultas médicas es la limitación del tiempo dedicado a la explicación de la dieta y de las pautas de tratamiento. Además no siempre es posible dar la información adecuada y personalizada por un sanitario debidamente cualificado. Es evidente que todo esto representa un sobrecoste, pero si la administración valorara el beneficio real podría en realidad obtener un superávit económico. No hay duda que una formación adecuada de los individuos diabéticos mejora su la calidad de vida al disminuir las complicaciones a largo plazo, el coste farmacéutico y los ingresos hospitalarios originados por el mal control.

Análisis de las distintas dietas para perder peso

Cuando se reduce un macronutriente de la alimentación se sustituye por otro, esto es pura lógica. Si se toman menos grasas se deben aumentar porcentualmente los carbohidratos o las proteínas. Múltiples estudios han comparado el efecto sobre el peso de los distintos tipos de dietas, llegando a la conclusión de que las diferencias son mínimas [93]. Por ello se debe recomendar la dieta más idónea en cada caso, con el objetivo de asegurar su seguimiento a largo plazo [94].

Nuestro organismo utiliza los tres principios inmediatos calóricos (lípidos, glúcidos y proteínas) para la obtención de la energía, modulando su consumo según las circunstancias. Como ya hemos comentado, el hígado es el órgano que se encarga de gestionar los nutrientes que ingerimos. Cuando existe un exceso de carbohidratos este órgano los trasforma en triglicéridos, que junto con el exceso de grasa son almacenados en los adipocitos. En el caso de las proteínas, éstas se utilizan para formar nuevas proteínas o directamente para generar energía. Hemos de recordar que las proteínas no se pueden almacenar por lo que se usan o se queman.

En realidad la dieta perfecta para perder peso no existe, ya que ninguna cumple con todas las características deseables. Ésta debería disminuir únicamente el tejido graso sin afectar a la masa muscular, ser realizable de forma prolongada, tener un efecto mantenido sobre la pérdida de peso, cumplir con los criterios de una dieta saludable y además, mejorar los índices de riesgo y la calidad de vida de los individuos.

A lo largo de los años se han propuesto diversos tipos de dietas, sin conseguir una capaz de solucionar el problema de la obesidad. Ahora analizaremos las distintas modificaciones dietéticas y su realidad ante el reto de conseguir una pérdida de peso de forma sostenida y también la repercusión que dichos cambios producen sobre la salud.

Dietas hipocalóricas.

Se entiende por dieta hipocalórica aquella en la que se disminuye el aporte calórico entre 500 y 1000 kilocalorías al día respecto a la previa. Esta cantidad es la estimada para lograr una pérdida ponderal de 0,1 a 1 kilo por semana. En principio la reducción debe afectar de forma proporcional a todos los nutrientes con el objeto de mantener el equilibrio de la dieta. Sin embargo, si se reduce el aporte de proteínas se puede producir un déficit, aconsejándose en consecuencia mantener la ingesta proteica en los niveles adecuados para evitar la pérdida de masa magra [95].

La dieta moderadamente hipocalórica equilibrada es la más recomendada por los distintos organismos y sociedades científicas en el tratamiento dietético de la obesidad [96]. Sin embargo, su eficacia a largo plazo es muy pobre y con frecuencia presenta un efecto rebote no deseado.

La mayoría de estudios encuentran, en estas dietas, una pérdida ponderal aproximadamente del 8% del peso inicial a los 6 meses, pero sólo un 4% en el seguimiento a un año. Esto nos confirma que la pérdida ponderal a largo plazo es muy difícil de mantener.

Se ha evidenciado en estudios experimentales que reduciendo las calorías la pérdida de peso es semejante en todas las dietas, independientemente de su composición en grasas, proteínas o hidratos de carbono [97]6 La motivación y un seguimiento estrecho del paciente permiten mejorar los resultados, siempre que se modifique la conducta alimentaria y se aumente el ejercicio físico [98].

Dietas con bajo índice glucémico.

Como ya hemos expuesto de forma detallada, los alimentos con bajo índice glucémico y con baja carga glucémica estimulan menos la secreción de insulina y por tanto, el acúmulo de grasa es menor. Partiendo de este principio se han desarrollado una serie de dietas en las que se priorizan los alimentos con estas propiedades. Los resultados fueron muy alentadores al principio [99], pero los datos posteriores en los estudios de intervención a largo plazo no han sido tan positivos [100]. Así vemos que en 2010 las guías dietéticas americanas ((Dietary Guidelines for American) niegan su eficacia, mientras que la guía europea (EFSA) no es tan tajante y asegura que no hay datos para negar su efecto positivo sobre la pérdida de peso.

Nadie duda acerca que las dietas con bajo índice glucémico mejoran los indicadores de salud como son: los niveles de insulina, los marcadores inflamatorios y los niveles lipídicos [101]. Se ha encontrado también, con este tipo de dietas, claros beneficios en la prevención de algunas enfermedades asociadas con el sobrepeso [102].

Como conclusión podemos afirmar que las dietas bajas en hidratos de carbono y con bajo índice glucémico, a igualdad de calorías con otras dietas, consiguen pérdidas mayores de peso a corto plazo, pero no logran los objetivos esperados a largo plazo. Tampoco lo logra la dieta mediterránea, prototipo de dieta de bajo índice glucémico. Sin embargo, no debemos olvidar que son dietas beneficiosas para la salud, como así se ha evidenciado con la dieta mediterránea.

Dietas pobres en grasas.

Las dietas bajas en grasas logran pérdidas moderadas de peso a corto plazo, pero prácticamente nulos en un período más prolongado como manifestó la Biblioteca Cochrane en 2002 [103]. Sin embargo, en 2015 dicha organización ha reconocido que si la restricción es muy severa se consiguen pérdidas moderadas a largo plazo en la población adulta, no en jóvenes ni en niños [104]. El problema reside en el alto número de abandonos atribuido a la baja palatabilidad de este tipo de dietas. Si comparamos los resultados con otras dietas, no se encuentran tampoco diferencias a largo plazo. La mayor pérdida de peso se consigue si se asocia a programas de actividad física de forma simultánea.

Merece la pena mencionar un estudio experimental realizado en 48.835 mujeres postmenopáusicas en los Estados Unidos, en el que se analizó a lo largo de siete años y medio la reducción ponderal con una dieta baja en grasas junto con sesiones educativas individuales, comparándose con otro grupo al que únicamente se les dio normas dietéticas. Aunque el resultado fue bueno al principio, posteriormente a pesar de no abandonar el seguimiento, el grupo con dieta pobre en grasas recupero el peso. En definitiva este estudio fue un gran fracaso [105].

Cuando se realiza este tipo de dieta, en la que se reduce la grasa, se suele incrementar el porcentaje de carbohidratos por lo que es importante tener en cuenta el tipo de carbohidrato que se toma, evitando los alimentos refinados. Por otro lado, ningún estudio ha podido demostrar que una dieta en la que se sustituyen los alimentos completos por sus versiones sin grasas, sea efectiva para perder peso.

En definitiva, las dietas bajas en grasa contribuyen poco a la pérdida de peso a largo plazo, por lo que no sirven para adelgazar si no van acompañadas de otras medidas.

Dietas bajas en hidratos de carbono.

Las dietas bajas en hidratos de carbono son las que contienen entre 20 y 60 gramos al día de carbohidratos y por lo tanto implican un incremento proporcional de grasas y proteínas.

Un meta-análisis realizado en un conjunto de estudios experimentales, en los que se comparó la dieta baja en carbohidratos con la dieta hipocalórica baja en grasas, ha demostrado que es más eficaz a corto plazo la dieta baja en hidratos de carbono. Se objetivó una pérdida de unos 4,02 kilogramos más a los 6 meses, sin embargo, a los 12 meses ambas dietas se igualaron con tan sólo una diferencia de 1,05 kilogramos [106]. Debemos destacar que el comportamiento sobre los parámetros de riesgo cardiovascular a largo plazo, en esta misma revisión, fue mejor en el caso de la dieta baja en carbohidratos.

Si el aporte de hidratos de carbono es menor de 20 gramos al día se trata de **dietas cetogénicas**. En estos casos la energía se obtiene principalmente a partir de la grasa, generándose cuerpos cetónicos en su combustión, que originan una serie de síntomas como son boca pastosa, aliento característico dulzón y cierta deshidratación.

Diversas dietas muy difundidas en la actualidad utilizan este criterio, nos referimos a las conocidas como Atkins, Dukan, Hollywood y Pronokal entre otras. Se ha demostrado en estudios de intervención que estas dietas cetogénicas son más efectivas a corto plazo (6 meses) que las dietas hipocalóricas tradicionales bajas en carbohidratos o bajas en grasas. Sin embargo, a largo plazo (12 meses) tampoco se han encontrado diferencias significativas [107]. La buena respuesta inicial de la dietas cetogénicas se debe principalmente al efecto saciante de las mismas, hasta el punto de que se ingieren 1.000 kilocalorías menos al día [108].

Llama la atención en estas dietas la existencia de una disminución de los triglicéridos y del aumento del HDL colesterol a pesar de ser ricas en grasas, es decir, presentan un efecto cardiosaludable [109]. Dicho efecto se atribuye a que los picos de insulina son muy limitados por la ausencia de carbohidratos. Sin embargo, no se puede concluir que las dietas cetogénicas sean beneficiosas a la larga al ser ricas en grasas y pobres en fibra, vitaminas y minerales.

En resumen, se puede afirmar que las dietas bajas en carbohidratos, tanto las moderadas como las cetogénicas, logran buenos resultados a corto plazo superando a las dietas bajas en grasas, pero a largo plazo tienen resultados limitados. No debemos olvidar que se trata de dietas no equilibradas y su seguridad y sus efectos negativos no han sido evaluados, concretamente en las dietas cetogénicas.

Dietas con abundante fibra.

El posible beneficio de las dietas rica en fibra sobre la pérdida de peso se basa: en su menor densidad calórica; la necesidad de mayor masticación y por ello su poder saciante; en la disminución de la absorción intestinal y en el aumento de la eliminación fecal de los nutrientes. Sin embargo, los estudios actuales no permiten confirmar su eficacia sobre la pérdida de peso [110].

Por otro lado, la toma de preparados con distintos tipos de fibras tampoco ha demostrado ventajas. Únicamente el glucomanano logra pérdidas significativas de peso si se acompaña de una dieta hipocalórica, habiendo sido incluso reconocido por la EFSA en 2010 [111]. Sin embargo, los últimos meta-análisis de estudios experimentales, comparando la administración de glucomanano con placebo, no han encontrado diferencias significativas en la pérdida de peso [112].

En resumen la aportación de las dietas ricas en fibra para perder peso es mínima, no obstante son recomendables por su efecto saciador del apetito y cualidades saludables.

Dietas ricas en proteínas

Dentro de las modificaciones de los macronutrientes de la dieta, el aumento en el contenido de proteínas ha sido el más popular por el mayor efecto de pérdida de peso a corto plazo. Inicialmente las dietas hiperproteicas consiguen disminuciones ponderales muy significativas, sin embargo, a largo plazo este espectacular resultado desaparece [113]. Se atribuye esta respuesta a su capacidad saciante y su baja rentabilidad energética [114] pues, como ya sabemos, las proteínas requieren un mayor gasto energético para su asimilación.

En cuanto a la seguridad a largo plazo, las revisiones más recientes muestran beneficios claros de las dietas hiperproteicas a costa de la disminución de los carbohidratos, sobre todo en el caso que las proteínas procedan principalmente de alimentos vegetales. No ocurre lo mismo si son sustituidos por proteínas de animales, al aumentar el riesgo de mortalidad por causas cardiovasculares [115]. La EFSA por otro lado nos confirma que una ingesta rica en proteínas contribuye al mantenimiento de la masa muscular.

Como conclusión se puede decir que las dietas hiperproteicas presentan una buena respuesta en los primeros seis meses, pero no sirven para lograr una pérdida sostenida de peso. Asimismo se puede afirmar que no son dañinas a corto plazo. Su gran ventaja es el efecto saciante que para muchas personas puede ser un primer paso para lograr el objetivo. Pero hay que tener mucho cuidado con las proteínas de origen animal, por la gran cantidad de grasa saturada que contienen, al haberse demostrado un incremento tanto de la mortalidad total como del riesgo cardiovascular si son ingeridas en cantidades elevadas.

¿Es eficaz la sustitución de alguna comida por preparados nutricionales?

Estos preparados tienen una composición conocida en la que se incorpora en general minerales, vitaminas y fibra, por lo que se disminuye el posible riesgo de sus deficiencias. Su eficacia a corto y largo plazo ha sido demostrada [116]. El problema principal es el alto índice de abandonos. El éxito depende de si se acompañan de una dieta hipocalórica y sobre todo, de modificaciones en los hábitos dietéticos. Se pueden considerar tan sólo una ayuda a la hora de perder peso.

¿Son peligrosas las dietas tipo Atkins, Pronokal y Dukan?

Todas ellas son dietas bajas en hidratos de carbono y altas en proteínas con diferentes variaciones entre ellas con respecto a las grasas. Se trata en definitiva de dietas altas en proteínas que han demostrado un efecto muy beneficioso sobre el peso a corto plazo, con ciertos beneficios cardiovasculares pero con un alto índice de abandonos. Sin embargo, lo realmente preocupante de estas dietas son las afirmaciones con las que se publicitan, alegando resultados y cualidades sin ninguna base y en la mayoría de casos están supervisadas por personal sin la suficiente capacitación.

¿Qué hay sobre las dietas disociadas, en las que no se mezclan los alimentos?

Estas dietas carecen de cualquier fundamento científico y los argumentos en los que se basan no se sostienen. No limitan el contenido energético y afirman que los alimentos no contribuyen al aumento de peso por sí mismos, sino que depende únicamente de cómo se combinan. En el caso de ser exitosas, siempre a corto plazo, se debe a la baja ingesta por las propias limitaciones de dichas dietas.

169

Los hábitos saludables

Los hábitos dietéticos se deben trasmitir a los niños entre los 6 y los 10 años al ser la edad en la que son capaces de razonar y aceptar los modelos. Posteriormente la batalla puede darse por perdida en la mayoría de casos. Sin embargo, más que adoctrinar lo que se debe hacer es predicar con el ejemplo. Tradicionalmente se ha educado a los niños en que no deben dejar nada en el plato. Hoy en día sería más adecuado enseñarles a servirse lo justo, ya que siempre se puede repetir, y a no forzarles a terminar la comida cuando ya no se tiene apetito.

La premisa esencial es que toda la familia debe comer lo mismo, no importa que un miembro esté haciendo una dieta para perder peso o sea diabético. De esta forma los más jóvenes aprenderán a comer de todo, asegurándonos además que realizan una alimentación saludable y a la vez, facilitando el trabajo a la persona encargada de cocinar.

Tanto los pacientes obesos como diabéticos pueden comer de todo y además es lo deseable. Únicamente deben moderar la cantidad de la ingesta y suprimir algunos alimentos muy concretos. Así, si hay tortilla de patata será cuestión de sólo probarla y tomar una ensalada más abundante. En el caso de una macedonia de frutas, con no añadir azúcar

171

el asunto estará resuelto y toda la familia la podrá tomar. Si de forma puntual un día de celebración hay un pastel, lo mejor y más indicado será no tomarlo. Si es un niño el que debe moderar la ingesta, lo correcto es no poner en la mesa los alimentos prohibidos para que no se sienta excluido del grupo.

No se debe preguntar nunca ¿Qué quieres comer? pues se da pie a eliminar ciertos alimentos. La opción de elegir, tanto en niños como en adultos, se debe reservar para escoger la fruta en los postres así como el contenido del desayuno y la merienda en todo caso.

Es un hecho que en nuestra sociedad todo se celebra comiendo, no sería mejor celebrarlo yendo al cine, al teatro o al parque de atracciones. Otro detalle a considerar es que en los restaurantes prácticamente nunca ofrecen fruta dentro del menú. Este hecho nos tiene que hacer pensar acerca de la poca calidad de los postres que se nos ofrecen, pues deben ser aún más baratos que una pieza de fruta de temporada.

Estadísticamente las personas con un mayor peso comen más deprisa que la media [117]. En el fondo tiene mucha lógica, al comer rápido se come más, no da tiempo a sentir la sensación de saciedad. Además, si se come en compañía, como el resto de los comensales no han terminado, se tiende a picar pan o a repetir. Si se mastica con lentitud podremos disfrutar más de los sabores y además, realizaremos mejor la digestión. Ésta se inicia en la boca con la salivación, no en el estómago, desencadenando la secreción hormonal que desemboca en la saciedad. Está demostrado que comer despacio disminuye el apetito [118]. En general, las personas delgadas comen despacio. Existen numerosos estudios que asocian directamente el comer con tranquilidad masticando lentamente y triturando bien los alimentos con una menor ingesta de alimentos [119].

Está claro que debemos educar nuestro paladar. Cuando más sensible es la percepción de los sabores es en la niñez. Desgraciadamente no se potencia esta capacidad, más bien ocurre lo contrario. Se da preferencia a lo dulce y se evita introducir nuevos alimentos con el objeto de evitar pequeñas discusiones familiares. En general se acostumbra a los niños a sabores intensos y placenteros, perdiéndose la sensibilidad a la detección de los distintos matices gustativos.

Al comer debemos intentar disfrutar del acto de comer. Observar el alimento, su aroma, su textura en la boca, descubriendo todo su sabor. Para ello debemos comer, sólo comer, no ver la televisión o distraerse con la tablet. Lo ideal es charlar con los otros comensales y comentar, entre otras cosas, las distintas sensaciones de lo que se está comiendo. De esta forma se consigue un mayor nivel placentero con menor cantidad de alimento.

Si mientras se come no se está en ello, es decir, tenemos la mente ocupada en otros asuntos, no se toma conciencia de lo comido y la respuesta de saciedad se bloquea. Es bien conocido que si por ejemplo se come leyendo, se puede ingerir dos y hasta tres platos sin darse uno cuenta. Si al finalizar una comida se nos pregunta qué hemos comido y no lo recordamos, tenemos un gran problema, seguro que al poco rato sentiremos de nuevo apetito.

Una situación que se ha de evitar es la mala costumbre de irse levantando constantemente de la mesa. Es preciso organizarse para solventar este hecho, pues la digestión se alterará y también el mecanismo de saciedad.

Debemos saber distinguir con la suficiente rapidez cuando lo ingerido es lo requerido, para evitar así la desagradable sensación de plenitud que incluso nos puede producir somnolencia. En realidad este efecto es la manifestación de nuestro cuerpo al exceso de ingesta, secundario a una alteración del equilibrio hormonal.

Otro factor importante son los horarios a la hora de ir a dormir y las horas totales de sueño. Muchas personas, por motivos laborales principalmente pero también por malas costumbres, duermen poco o con horarios diferentes, alterando los ritmos hormonales y el equilibrio del metabolismo. En estas circunstancias se produce una pérdida en la regulación del apetito. Está comprobado que las alteraciones del sueño favorecen la obesidad [120], así como un aumento de la incidencia de la diabetes y de las enfermedades cardiovasculares.

Cada persona tiene una necesidad de sueño distinto. Si al levantarnos por la mañana nos encontramos en una situación óptima, será señal que hemos dormido lo necesario. Debemos conocer las condiciones que más nos relajan y nos permiten coger mejor el sueño. Por ejemplo puede ser muy adecuado leer un libro, tomar un vaso de leche o escuchar música. De esta forma la mente está preparada y relajada mejorando la calidad del sueño.

Hoy en día muchas personas presentan problemas para dormir, no siendo a menudo conscientes de cuáles son los estímulos o los hábitos que les son contraproducentes para conciliar el sueño. Entre las múltiples situaciones que activan la mente y dificultan la relajación encontramos: trabajar en el ordenador, ver la televisión o hacer grandes planes antes de acostarse.

También es contraproducente ir a dormir recién cenado o con el estómago demasiado lleno tras una cena copiosa. Debemos aclarar que la siesta, reconocida como saludable, se realiza con el estómago lleno pero no tiene nada que ver con el dormir. En el sueño nocturno existen una serie de fases bien establecidas para lograr un sueño reparador. A la media hora de iniciarlo se entra en la fase profunda, que requiere una gran relajación tanto mental como física para alcanzar el objetivo regenerador del sueño, por lo que una ingesta excesiva resulta perturbadora.

Existe una correlación entre el no desayunar y la obesidad [121],sin embargo, en los estudios de intervención no se detectaron diferencias significativas. De todos modos se sigue recomendando iniciar el día comiendo, pues parece lógico tras varias horas de ayuno.

Algunas revisiones apuntan que al realizar menos de tres ingestas al día se altera el apetito [122]. De forma generalizada se recomienda realizar cinco tomas al día, en realidad sin tener la suficiente evidencia científica. No obstante, los conocimientos actuales sobre el comportamiento metabólico al menos lo pueden justificar. Se aconseja que ninguna de las tomas sea excesiva. Al realizar sólo una ingesta de comida al día, el pico de insulina será más alto favoreciendo el acúmulo de grasas, sobre todo si esto es habitual. El organismo sabe que debe adaptarse y ha de acumular reservas de grasa para los períodos de ayuno. Éstos suelen ser limitados en la forma actual de alimentarse por lo que no se logra compensar este acúmulo.

La distribución de los alimentos varía entre los distintos países y culturas muy influenciados por el clima y las horas de sol. Es bien sabido que los ingleses y los españoles tienen unos horarios y una distribución de los alimentos muy diferentes. Los primeros realizan un desayuno y una cena abundantes mientras que en España es en la comida, sin embargo, no existe ningún estudio que pueda decantarse sobre qué pauta es la mejor. En realidad hemos de adaptarnos a la región donde vivimos pues lo contrario es irrealizable.

Para apaciguar el apetito a media mañana se puede beber agua o tomar alguna infusión sin azúcar, preferentemente se aconseja ingerirla despacio. Otra posibilidad es tomar dos o tres frutos secos o alguna aceituna, pepinillos u otros encurtidos. Son estos alimentos muy adecuados por su contenido equilibrado en grasa saludable y su poder saciante. Con el objeto de frenar las ansias iniciales en caso de apetito, se recomienda iniciar la comida con un plato de vegetal ya que se reduce las cantidades de los otros alimentos.

Un punto clave para el mantenimiento del peso es controlar el azúcar que tomamos. A menudo no somos conscientes de la cantidad que ingerimos, ya que no sólo depende del azúcar añadido y el de los refrescos o el de la bollería, sino también el de los cereales del desayuno, el pan, las harinas de los alimentos elaborados, los embutidos y un largo etcétera.

Una forma muy eficaz de disminuir su ingesta es reducir el azúcar añadido de forma drástica, junto con los alimentos muy dulces. Así se consigue que cuando se tome de nuevo un trozo de pastel o un refresco resulte sorprendentemente empalagoso y poco apetecible. El primer paso puede ser acostumbrarse a tomar el café sin azúcar ni edulcorante, el primer día es muy malo, el segundo no tanto y en pocos días se rechaza de por vida los suplementos de azúcar.

Los edulcorantes en principio son seguros para nuestra salud, siempre tomados en cantidades moderadas. Sin embargo, nos impide saborear realmente lo que comemos, pero lo fundamental es que nos modifica la sensibilidad gustativa, creándonos en cierto modo una adicción. Lo más recomendable es evitarlos al máximo. Los alimentos light se tendrían que desterrar, ya que no aporta ningún beneficio ni para el peso ni para la salud.

No se debe utilizar el comer como un recurso emocional en momentos de estrés, de soledad, de tristeza y otras situaciones anímicas. Lo primero es concienciarse de este hecho, para poder tomar las medidas necesarias y solventarlo. La comida es para alimentarse y saborearla no una válvula de escape.

Es conveniente analizar qué situaciones críticas desencadenan una ingesta descontrolada, y ver qué alimentos son los más adictivos. Existen pequeños trucos para controlar esta actitud. Cada persona debe elegir el método que le puede resultar más efectivo. Por ejemplo: preparar la mesa con el mantel incluido y así evitar el picoteo; no tener en casa los alimentos adictivos y calórico; ingerir frutas o tomar alguna infusión; retrasar la ingesta unos minutos; comunicarse con otras personas ya sea directamente, por teléfono o mail; salir a pasear o cualquier otra actividad.

El fenómeno de la obesidad es realmente complejo siendo necesario cambiar muchas cosas para conseguir ganar la batalla. No hay una receta única para lograrlo pero sobre lo que no hay duda es que se deben modificar algunos hábitos de vida. Debemos analizar y valorar de donde partimos, lograr la motivación suficiente, plantearse pequeños cambios de forma progresiva y tomar la decisión por uno mismo no impuesta por una segunda persona.

El ejercicio físico

Para adelgazar se debe comer menos no correr más. Hoy en día sabemos que el ejercicio físico moderado no adelgaza por sí mismo, habiéndose demostrado en numerosos estudios [123]. Por el contrario sí está verificado que sirve para mantener el peso, disminuir el estrés y producir una sensación de bienestar corporal. Otra situación diferente se produce cuando el ejercicio va acompañado de medidas dietéticas. En este caso el ejercicio sí ayuda a perder peso, siempre y cuando se practique con regularidad. La frecuencia y la duración son más importantes que la intensidad.

Aunque la pérdida de peso con el incremento de la actividad física sea escasa, se debe recomendar tanto en la población obesa como en los individuos delgados. Junto a los beneficios inmediatos como son sentirse mejor, adquirir agilidad, mejorar el estado de ánimo y obtener una sensación de mayor energía, a largo plazo puede prevenir una gran cantidad de enfermedades [124].

Los estudios epidemiológicos muestran que las personas físicamente activas son significativamente más longevas, a veces incluso más de varios años [125]. No podemos olvidar que el individuo motivado en realizar ejercicio físico suele implicarse también en los hábitos saludables como son la dieta equilibrada y el abandono del tabaco. Todo ello juega a su favor.

El beneficio del ejercicio físico sobre la salud está avalado científicamente al haberse demostrado en múltiples estudios los efectos positivos sobre algunos parámetros analíticos como son la mejora de la sensibilidad a la insulina y a la leptina y la disminución de los marcadores inflamatorios [126]. A nivel estructural el ejercicio mejora la masa muscular, el equilibrio y la masa ósea, previniendo la osteoporosis particularmente en las mujeres. Por último, debemos señalar que modula el apetito y tiene un efecto psicológico positivo, disminuyendo el estrés e incluso la depresión.

Debemos insistir en la necesidad de incorporar el ejercicio a la rutina diaria, no tanto por su eficacia para la lucha contra la obesidad como por sus beneficios en otros ámbitos. La intensidad y frecuencia del ejercicio debe ser adaptada a cada edad y circunstancia. Cada uno debe saber hasta dónde puede llegar y no someterse a un riesgo innecesario.

Se recomienda una duración mínima de unos 30 minutos al día de actividad física. Todo el mundo tiene tiempo para lo que considera importante, la falta de éste no es excusa para dejar de realizar ejercicio físico. Si realmente se está concienciado, únicamente es cuestión de proponérselo y adaptarse a las circunstancias personales.

¿Qué ejercicio es el más adecuado?

Es una pregunta difícil de contestar ya que lo principal es la constancia. Es imprescindible respetar las preferencias individuales tanto en gustos como en aptitudes, siempre de acuerdo a la situación física del sujeto. Se debería incluir por un lado un ejercicio con un elevado consumo de oxígeno (aeróbico) como la bicicleta, saltar o bailar entre otros; y por otro lado un entrenamiento que haga trabajar la musculatura (anaeróbico) como por ejemplo realizar abdominales, pesas o remo. Una combinación equilibrada de ambos aportará mayores beneficios cardiovasculares y estructurales, sin olvidarnos de usar siempre el sentido común y no excederse.

¿Qué medidas dietéticas se deben tomar antes de realizar una actividad física?

Únicamente si se trata de una actividad física de cierta intensidad es conveniente tomar algún alimento justo antes y después de realizarla. Se recomienda tomar hidratos de carbono de absorción rápida previo al ejercicio, como puede ser una fruta ya que la energía se consumirá de inmediato. Después del ejercicio se aconseja ingerir un suplemento que aporte junto a hidratos de carbono algo de proteínas, por ejemplo un vaso de leche.

¿Sirve el ejercicio para lograr una pérdida local de grasa?

No, en absoluto, ni el ejercicio ni los masajes ni las cremas sirven para eliminar la grasa local. La única manera de perderla es realizando dieta. La pérdida siempre será proporcional, respetando la propia complexión. No se perderá la grasa de la barriga haciendo abdominales, únicamente mejorará la musculatura resultando muy beneficioso para la estabilidad de la columna vertebral.

¿Qué hay sobre los suplementos proteicos?

La realización de un ejercicio intenso debe ser suplementado con un aporte extra de proteínas, recomendándose de 1,5 a 2 gramos por kilo de peso corporal [127]. Más cantidad de proteínas no aporta ventajas en la generación de nueva masa muscular ya que la capacidad de metabolizar las proteínas es limitada, como se demuestra en diversos estudios [128]. Únicamente se puede aumentar la musculatura con mucho ejercicio físico, principalmente en individuos de complexión atlética, o con anabolizantes. Estos últimos producen grandes efectos secundarios, por lo que no solo no se recomiendan sino incluso están contraindicados.

Dieta para perder peso

Como hemos visto en el desarrollo de la obesidad intervienen factores genéticos, metabólicos, hormonales y ambientales siendo estos últimos los únicos que podemos modular (estilo de vida, dieta y ejercicio). No debemos olvidar que el mejor tratamiento para la obesidad es la prevención.

Sabemos que no todo el mundo responde de la misma forma ante la ingesta de alimentos y tampoco las consecuencias son las mismas. Basta observar como personas delgadas mantienen su peso a pesar de comer en exceso, y a menudo sin respetar las recomendaciones mínimas.

Por otro lado, podemos afirmar que si comemos más de lo que quemamos, engordamos. Por ello se impone una autorregulación con la modificación de los hábitos y gestionando lo que comemos, no sólo en cantidad sino también en calidad. El objetivo es conseguir un equilibrio metabólico, que únicamente se puede lograr con tiempo y perseverancia suficiente.

La dieta y el ejercicio pueden modular el cuerpo pero nunca cambiar la constitución del individuo, de la misma forma que el estudio no puede crear genios. Debemos ser realista, no buscar la perfección según un patrón preestablecido, pues esto solo lleva al fracaso. A menudo se busca la apariencia física y se olvida que lo principal es la salud.

Una dieta por sí misma no es buena en función de si se pierde peso o no. En realidad todo depende de lo que se hace, cómo se hace y si se hace. Existen como ya sabemos múltiples dietas y cada cierto tiempo se pone una de moda. Todas tienen sus ventajas y sus inconvenientes pero a los doce meses su efectividad es semejante. El 80% de las personas que se han sometido a un régimen adelgazante vuelven a recuperar el peso perdido. Si un medicamento fallara en un 80% estaría retirado del mercado, por el contrario con las dietas no sucede así.

El comer vegetales y frutas no significa evitar la obesidad ni tampoco estar delgado, como se ha podido verificar en diversos estudios [129]. Muy frecuentemente oímos la frase *"no sé cómo puedo estar gordo si como tanta fruta y verdura"* esta afirmación demuestra el poco conocimiento que en general se tiene de lo que es una dieta adelgazante.

Una dieta muy restrictiva en calorías es muy difícil de mantener, pero también lo son las dietas poco sabrosas o monótonas. No debemos olvidar que perder peso a base de pasar hambre no es sostenible. Se ha demostrado que únicamente con la modificación del estilo de vida junto con un aumento de la actividad física y con una dieta llevadera existe la posibilidad de perder peso a largo plazo.

Para conseguir disminuir peso se requiere un cambio de mentalidad. No es necesario tener una excesiva fuerza de voluntad, sólo se precisa querer, saberse adaptar a pequeños cambios y algo de constancia. Para ello es necesario antes que nada un buen motivo que justifique el esfuerzo que se requiere.

El problema de seguir una dieta para perder peso reside en que a las cuatro semanas la persona que realiza el régimen sólo percibe el sacrificio que está realizando y no se percata de los beneficios, ya que éstos se manifiestan a partir de los tres meses. Durante las primeras semanas se pierde peso de forma muy evidente, sobre todo si no se ha realizado previamente una dieta. En realidad esta percepción es engañosa. Lo que realmente está ocurriendo en nuestro organismo es una deshidratación, es decir, una pérdida de agua no de grasa. Este hecho puede explicar el estancamiento de la báscula a partir de la tercera o la cuarta semana, originando una gran contrariedad para la persona que realiza la dieta. En realidad se continúa perdiendo grasa, lo que está sucediendo es una rehidratación del organismo que enmascara la pérdida de grasa.

Otro hecho que debemos considerar es la respuesta fisiológica de nuestro cuerpo ante la pérdida de peso. Como ya hemos visto, el cerebro responde intentando conservar la reserva energética previa por lo que se produce una disminución del consumo energético. En ese momento lo que se aconseja es aumentar la actividad física con el objetivo de activar el metabolismo y favorecer la pérdida de peso.

Como ya hemos señalado anteriormente, una reducción energética comprendida entre 500 y 1.000 kilocalorías diarias respecto a la dieta habitual consigue unas pérdidas promedio de 0,1 a 1 kilo a la semana durante los primeros 6 meses de tratamiento, lo que representa una reducción de entre el 5 y el 10% del peso corporal. Sin embargo, este cálculo es muy teórico pues está en función de la cantidad de calorías de las que partimos; de si previamente el sujeto ya ha realizado alguna dieta hipocalórica y de la respuesta personal a las modificaciones realizadas. Las personas que ingieren gran cantidad de calorías y no se han sometido nunca a una dieta, sobre todo si son jóvenes, tienen una respuesta muy buena a corto plazo. Otra situación son los individuos con gran obesidad que han realizado múltiples intentos. Para estos sujetos la pérdida inicial suele ser muy moderada y se requiere un período largo antes de que se evidencie una perdida ponderal significativa.

La pérdida de peso debe ser a costa de la grasa no del tejido muscular o del agua. Perder musculatura no es en absoluto deseable. El efecto conocido como "yo-yo", es decir, pérdida de peso con posterior recuperación de forma cíclica, es en realidad nefasto. En estos casos se produce una pérdida de grasa y de tejido muscular pero la recuperación es básicamente de grasa. Debemos recordar que los adipocitos se van renovando pero prácticamente no disminuyen en número al perder peso. Eso explica en parte el por qué es tan fácil recuperar el peso, al no ser necesario generar nuevas células, ya que el acúmulo de grasa es siempre por un aumento en el volumen de las células grasas.

Existen múltiples teorías y errores sobre lo qué engorda apoyadas en deducciones sin ninguna base científica, que son aprovechadas por oportunistas para crear dietas milagrosas, dietas adelgazantes, dietas desintoxicantes y otras muchas más. Si alguien tuviera realmente el secreto dietético para solucionar la obesidad y fuera una persona sensata no lo ocultaría y sobre todo, el tiempo le daría la razón. Pero desgraciadamente la solución definitiva aún hoy en día la desconocemos.

Recomendaciones para perder peso

El principio de toda dieta para tener éxito a largo plazo es que sea agradable y que no suponga un castigo el realizarla. No se debe pasar hambre, por lo que se deben tomar las medidas pertinentes para reducir las cantidades de forma progresiva con el objeto de habituarse poco a poco. Para ello se deben elegir alimentos saciantes y asegurarse de tomar los nutrientes necesarios, que sólo se logrará con una dieta variada.

La prohibición nunca es la solución, todo lo contrario, nos crea ansiedad y a menudo una reacción de rebeldía con un efecto rebote que termina sin duda con frustración. La obsesión por la comida puede llegar a ser un problema. Se debe aprender a gestionar las tentaciones. Es más fácil conseguir este objetivo si se conocen los motivos por los cuales debemos contenernos ante un alimento. La imposición externa no suele dar buenos resultados a largo plazo en prácticamente ninguna situación de la vida.

Las dietas siempre deben estar adaptadas al horario personal y a los gustos individuales. Si queremos mantenerla en el tiempo es imprescindible incorporar una serie de cambios y medidas como son:

• Aumentar el consumo de frutas y verduras.

• Incorporar caldos, infusiones y jugos de verduras a nuestra dieta.

• Reducir al máximo la toma de hidratos de carbono de absorción rápida.

• Suprimir totalmente de la rutina los refrescos, la bollería y otros alimentos procesados.

• Incorporar las legumbres y alimentos integrales en el menú habitual.

• No restringir el aceite de oliva pero moderar los alimentos grasos.

185

- Ingerir las proteínas necesarias en forma de carnes, pescados, derivados lácteos, huevos y legumbres.
- Elegir alimentos saciantes.
- Dar preferencia a las carnes blancas y normalizar la ingesta de pescado tanto blanco como azul.
- Olvidarse de los alimentos light y dietéticos.
- Minimizar el consumo de edulcorantes.
- Hidratarse correctamente con agua y potenciar la ingesta de alimentos ricos en agua.
- Realizar una dieta variada para evitar deficiencias nutricionales.
- Reducir las cantidades de comida de forma progresiva.

Es necesario coger el gusto a cocinar, eso evita que comamos bocadillos y alimento precocinados. En realidad, el cocinar no deja de ser un juego que requiere estrategia, creatividad e ingenio y sobre todo proporciona una gratificación personal.

Si a diario se come en un restaurante debemos intentar mantener la misma pauta que en casa, es decir, beber agua, tomar fruta y ensalada y suprimir los refrescos, los helados, las patatas fritas y otros.

La báscula es el mayor enemigo de las dietas. Cuando se pesa menos es por la mañana al levantarse ¿Cómo es eso posible? La respuesta es sencilla, se ha producido una deshidratación ya que con la respiración perdemos gran cantidad de agua y por lo tanto de peso. El peso durante el día sufre variaciones importantes, también si tomamos como referencias períodos de 2 o 3 días, por lo tanto lo mejor es olvidarse de la báscula al menos en 1 ó 2 meses.

Salirse de la dieta en realidad no modifica el resultado a largo plazo, el problema es cuando se convierte en una costumbre. El sentimiento de remordimiento tras saltarse la dieta es muy negativo. Lo mejor es afrontar previamente la situación y conscientemente valorar y actuar por propia decisión: *"hoy celebraremos la Copa con los amigos, tomaremos una buena pizza pero yo moderaré las cantidad"* esto no altera en absoluto la dieta e incluso afianza su seguimiento. También se debe evitar el razonamiento: *"como hoy me he pasado, no cenaré y así lo compensaré"* esta afirmación es totalmente errónea, lo que se debe hacer es volver a la rutina no omitir una ingesta.

Debemos impedir los atracones, ya que es un síntoma de una alteración en el comportamiento alimentario que requiere un tratamiento psicológico específico. Es importante reconocer esta situación para poder buscar la solución.

Los tentempiés a media mañana o por la tarde deben ser mixtos, es decir, con proteínas, carbohidratos y grasas. Veamos unos ejemplos: una fruta y dos nueces, un yogur y una fruta, cinco aceitunas y un pico de tortilla o un poco de queso y una tostada. Si tomamos únicamente hidratos de carbono se producirá un aumento del apetito.

Comer alimentos de calidad pero menos cantidad es más barato y más saludable. La dieta para perder peso no es en absoluto más cara. Si utilizamos el dinero ahorrado al no comprar refrescos, patatas fritas, bollos y otros comprobaremos que podemos adquirir alimentos de mayor calidad nutricional como son fruta del tiempo y pescado. Se debe aprender a comprar.

La adquisición de alimentos no debe hacerse de forma convulsiva, para evitarlo debemos programar la compra. Ir a comprar con el estómago lleno, si es preciso con una lista, no detenerse en los alimentos no saludables y sobre todo, no comprar alimentos que inciten al picoteo. Es importante no tener en casa helados, galletitas o patatas fritas entre otros.

Por último es imprescindible salirse del sedentarismo. Para ello se requiere ante todo planteárselo e iniciar progresivamente algunas actividades físicas moderadas e incorpóralas a nuestra rutina de forma permanente. Existen múltiples trucos, así si se realiza un trabajo sedentario se aconseja levantarse cada hora para activar la circulación; bajar una parada antes de la habitual si se utiliza el transporte público; dejar el coche y coger la bicicleta; abandonar el ascensor y utilizar las escaleras. Y en una segunda fase iniciar un ejercicio programado según los gustos y aptitudes personales.

¿Por qué es tan alto el abandono de las dietas para perder peso?

Existen múltiples causas. Si la dieta es muy restrictiva a menudo se incumple, causando un sentimiento de culpabilidad e incluso la creencia de falta de voluntad. En consecuencia se origina una reacción negativa que favorece la recuperación ponderal, pudiendo terminar en un peso superior. Si la dieta es moderada la pérdida de peso en las primeras semanas puede ser buena, sin embargo, al producirse posteriormente un estancamiento temporal provoca en el individuo cierto desánimo que le puede llevar al abandono de la dieta.

La pérdida de peso semanal a expensas de la grasa supone entre 150 y 215 gramos, el resto de peso disminuido es por pérdida de líquido que se recupera rápidamente. Pensemos en lo que son 200 gramos de manteca y nos sentiremos satisfechos con dicha pérdida. Cuanto más lentamente se baje de peso mejores serán los resultados a largo plazo.

¿Por qué el fracaso a largo plazo es tan alto?

Principalmente por la falta de una motivación real. Es fácil motivarse, lo difícil es mantenerse. Si la motivación es débil, por ejemplo para lucir un traje o por una posible enfermedad en tiempos lejanos, muy difícilmente se tendrá éxito. Por el contrario tras una enfermedad grave o incapacitante la respuesta a largo plazo es en general mucho mejor.

Es muy frecuente y decepcionante para los profesionales sanitarios que tras años de insistir en la necesidad de perder peso, no se logre el objetivo hasta que el paciente sufre un episodio grave como por ejemplo un infarto cardiaco.

La hora de la verdad

Tras la lectura de este libro tenemos ya las bases de lo que es la alimentación y su importancia para la salud. Ahora vamos a intentar diseñar nuestro plan dietético de forma individual, pues cada persona y cada situación son diferentes.

Para adelgazar o para lograr una alimentación saludable es fundamental, como ya hemos indicado, abandonar la inercia, tomar conciencia y planteárselo. No es cuestión de tomar medidas drásticas ni obsesionarse. Lo importante es proponerse objetivos individuales de acuerdo con las propias características físicas, laborales y psicológicas.

Lo primero es analizar nuestra situación personal en cuanto al estado nutricional y los posibles parámetros analíticos alterados. Además se requiere conocer nuestros hábitos alimentarios y forma de vida con el fin de detectar los errores o las deficiencias. A partir de estos datos podremos realizar los cambios pertinentes en nuestro modo de vida, para conseguir mejorar nuestra salud a través de una dieta saludable y perder peso en caso de ser necesario.

Primeramente analizaremos nuestra realidad mediante una serie de preguntas con el propósito de facilitar este objetivo.

¿En qué situación me encuentro físicamente?

Para saber la situación física real se requiere conocer si tenemos un exceso de peso y el tipo de distribución de la grasa que presentamos. Además debemos valorar los posibles factores de riesgo cardiovascular que presentamos como son la hipertensión, la alteración de los lípidos o la existencia de diabetes, pues ello implica un ajuste dietético y sobre todo nos debe concienciar.

Lo primero es medir la talla, el peso y la medida de la cintura para valorar el resultado en las tablas adjuntas y conocer así nuestra situación.

El IMC es el peso en kilogramos dividido por la talla en metros al cuadrado.

Índice de Masa Corporal

IMC = peso (kg)/talla^2 (m)	
Normopeso	18,5 a 25
Sobrepeso	25 a 30
Obesidad grado I	30 a 35
Obesidad grado II	35 a 40
Obesidad grado III	> 40

Medida de la cintura

Factor de riesgo aumentado si la cintura es mayor de	
102 cm	Hombre
80 cm	Mujer

Con estos datos ya podemos saber si nos encontramos en el peso adecuado o si por el contrario presentamos un sobrepeso u obesidad, así como si tenemos un aumento del tamaño de la cintura superior al deseable.

Si disponemos de una **analítica de lípidos** podremos analizar, mediante la tabla adjunta, si nuestros niveles implican realmente un riesgo significativo.

Coeficientes lipídicos

Factor de riesgo aumentado si el cociente es mayor de	
Colesterol total / HDL	5
LDL / HDL	3
Triglicéridos / HDL	3

No olvidemos por último tener en cuenta si presentamos diabetes y/o hipertensión arterial.

193

Puntuación para el cálculo del IASE

	10	7.5	5	2.5	0
Cereales	Diario	3-6 días	1-2 días	A veces	Nunca
Verduras	Diario	3-6 días	1-2 días	A veces	Nunca
Fruta	Diario	3-6 días	1-2 días	A veces	Nunca
Leche	Diario	3-6 días	1-2 días	A veces	Nunca
Carnes	1-2 sem.	3-6 sem.	A veces	Diario	Nunca
Legumbres	1-2 sem.	3-6 sem.	A veces	Diario	Nunca
Embutidos	Nunca	<1 sem.	1-2sem.	3-6 sem.	Diario
Dulces	Nunca	<1 sem.	1-2sem.	3-6 sem.	Diario
Refrescos	Nunca	<1 sem.	1-2 sem.	3-6 sem.	Diario
Variedad:	2 puntos cada una de las recomendaciones diarias cumplidas				
	1 punto cada una de las recomendaciones semanal cumplidas				

Dieta saludable: más de 80 puntos
Requiere cambios: 80-50 puntos
Poco saludable: menos de 50 puntos

¿La dieta que realizo actualmente es saludable?

Con el objeto de analizarlo podemos **calcular el IASE** (Índice de Alimentación Saludable para la población Española) según la tabla adjunta. La puntuación se calcula según la frecuencia en la ingesta de ciertos alimentos.. Así si se toma verduras a diario son 10 puntos, si sólo a veces serán 2,5 puntos y así sucesivamente con los alimentos de la tabla. El total nos indicara si nuestra dieta es saludable. A continuación se expone en forma de tabla un ejemplo para facilitar la comprensión de dicho cálculo.

	Frecuencia	Puntos
Cereales	5 días a la semana	7,5
Verduras	2 veces a la semana	5
Fruta	Cada día	10
Leche	Cada día	10
Carne	Cada día	2,5
Legumbres	A veces	5
Embutido	3 veces a la semana	2,5
Dulces	3 vez a la semana	2,5
Refrescos	3 veces a la semana	2,5
Variedad	Solo cumple con fruta y leche	4
TOTAL		54

En este caso se concluye que se requieren cambios para que la dieta sea saludable al puntuar 54 puntos.

Este ejercicio lo debemos tomar solo como una orientación, ya que en realidad para poder afirmar que una dieta es realmente saludable se deben considerar más aspectos. La puntuación de este test puede salir alta, pero si se ingiere pan de molde a diario y nunca se come pescado, tendremos de reconocer que la dieta no es en realidad muy saludable.

¿Cuáles son mis hábitos?

Tras realizar este pequeño ejercicio, ya podemos conocer nuestra situación y la salubridad de nuestra dieta. A continuación intentaremos saber cuáles son nuestros hábitos a través de una serie de preguntas. Las respuestas deben ser analizadas por el propio sujeto y sacar las conclusiones basándose en los conocimientos adquirido.

- ¿Me relajo cuándo estoy comiendo?
- ¿Como sentado y en un lugar adecuado?
- ¿Evito levantarme de la mesa durante las comidas?
- ¿Como lentamente, masticando bien los alimentos?
- ¿Suelo saborear los alimentos, intentando distinguir sus ingredientes?
- ¿Qué sabores prefiero: suaves o intensos?
- ¿Dejo restos de comida en el plato de forma habitual?
- ¿Me esfuerzo en terminar el plato aun no teniendo apetito?
- ¿Limito la ingesta cuando me siento satisfecho?
- ¿Continúo comiendo sin apetito?
- ¿Tengo sensación de plenitud al terminar la ingesta?

- ¿Solemos comer y cenar en familia siempre que es posible?
- ¿Comemos todos el mismo menú?
- ¿Qué tiempo empleamos en las comidas principales?
- ¿Ingiero más de tres piezas de frutas al día?
- ¿Como pescado dos o tres veces a la semana?
- ¿La cena es a base de embutidos o algún resto?
- ¿Leo o miro la televisión mientras como?
- ¿Puedo recordar lo comido a las dos o tres horas?
- ¿Cuándo como en el restaurante pido fruta de postre?
- ¿Cuál es mi desayuno? ¿Tomo hidratos de carbono, proteínas y lípidos?
- ¿Dedico un tiempo suficiente a desayunar?
- ¿Como algo a media mañana y a media tarde?
- ¿Evito los hidratos de carbono como tentempié?
- ¿Añado azúcar de forma habitual?
- ¿Utilizo edulcorantes y consumo alimentos light?
- ¿Suelo picotear? ¿Cuándo y qué?
- ¿Soy consciente de la cantidad de alcohol que tomo habitualmente?
- ¿Mi ingesta alcohólica es excesiva?
- ¿Abuso de refrescos y bollos?
- ¿Como de forma descontrolada ante alguna situación?
- ¿Puedo enumerar qué situaciones me conducen a este comportamiento?
- ¿Soy capaz de controlarlo cuando me lo propongo?

- ¿Qué alimentos considero más adictivos?

- ¿En qué situaciones abuso de estos alimentos?

- ¿Tengo sentimiento de culpabilidad tras haberlos comido?

- ¿Mi horario de dormir es regular?

- ¿La irregularidad es por mi organización, no por causas externas?

- ¿Cuántas horas suelo dormir?

- ¿Me levanto descansado, sin necesidad de continuar durmiendo?

- ¿Cuáles son las condiciones que me relajan para conciliar el sueño?

- ¿Realizo un ejercicio mínimo de 30 minutos al día?

- ¿Soy regular con mi actividad física?

- ¿Existe algún motivo que pueda justificar mi baja actividad física?

- ¿Cuál es mi actividad física preferida?

- ¿Realmente me gustaría realizar más ejercicio físico?

Después de haber contestado a todas estas preguntas de forma sincera y con los conocimientos adquiridos, podemos saber nuestros errores dietéticos y de nuestros hábitos de conducta, y empezar a plantearnos su corrección. Es imprescindible analizar los motivos por los que nuestra alimentación o nuestros horarios no son los deseables, y de este modo poderlos modificar.

Para completar este análisis y saber realmente qué se está haciendo mal, resulta muy útil anotar durante una semana en forma de diario las actividades física y todo lo que se come. Se debe apuntar: los horarios de la ingesta, por qué y dónde se come, además de especificar de forma detallada todo lo que se ingiere e incluso la motivación en el caso del picoteo.

También es importante valorar las dietas previas realizadas con el objetivo de reducir peso e intentar aclarar el motivo del fracaso, si lo hubo. Para ello hay que ser muy sincero con uno mismo, sin buscar excusas ni culpabilidades de ningún tipo. Todo este proceder nos va a permitir conocer cuál es nuestro punto débil.

¡Pero ojo! antes de plantearnos un objetivo debemos primeramente analizar nuestras motivación, pues es esencial para conseguir el éxito a largo plazo.

Los motivos son muy variables e individuales: por la existencia de una enfermedad, como forma de prevención, por razones estéticas o incluso laborales. A partir de nuestra realidad debemos plantearnos dos propósitos: uno a corto plazo y el otro a mas largo plazo. Estos planes deben ser siempre realistas para no fracasar.

Cuando nos planteemos realizar cambios en nuestra forma de vida debemos ser conscientes de la necesidad de introducirlos de forma progresiva y que sean realizables. De nada sirven grandes proyectos si no son factibles en sí mismos o no son asumibles en determinadas situaciones personales.

En primer lugar se aconseja modificar los errores dietéticos principales como son: suprimir refrescos y bollos, aumentar la ingesta de frutas y verduras, y eliminar el azúcar y los edulcorantes. En segundo lugar realizar cambios en el estilo de vida como es aumentar la actividad física, corregir las costumbres familiares en cuanto a la forma de comer y otros aspectos importantes que ya hemos enumerado.

En este momento ya podemos crear nuestra propia dieta saludable adaptada a nuestra realidad, con el objetivo de perder peso en caso de requerirse. El esquema de la dieta es muy personal. Ciertas personas realizan una lista de alimentos preferentes, otras una dieta base con los ingredientes de cada ingesta, y algunas prefieren una dieta programada día a día con diferentes menús. Lo importante es tener las ideas claras y al final realizar la dieta de forma espontánea, es decir, como la cosa más natural, permitiéndose claro está algún capricho de vez en cuando. No se debe olvidar que la base de la dieta debe ser la misma que la del resto de la familia. La experiencia nos indica que realizar un menú individual dentro de un grupo no es sostenible a largo plazo.

Somos conscientes de la gran dificultad que supone realizar cambios en nuestra dieta y nuestras costumbres y sobre todo mantenerlos en el tiempo. Así como todo el esfuerzo previo que se requiere para asimilar los conceptos básicos nutricionales tan necesarios. Pero desde luego vale la pena. No podemos en absoluto asegurar el éxito en la pérdida de peso deseada individualmente, sin embargo, estamos seguros de que a partir de ahora la dieta será más saludable para todos.

Agradecimientos

En este momento debo aclarar que aunque la realización de este libro ha sido un proyecto personal, me he permitido redactarlo en primera persona del plural dado que tanto los conocimientos adquiridos como el desarrollo de mi profesión ha sido siempre un trabajo en equipo, sustentándose en las publicaciones y los consensos de la comunidad médica. Por ello debo agradecer a todos mis compañeros su ayuda y sus aportaciones a lo largo de los años, en especial al equipo de enfermeras que ha colaborado conmigo: Milagros Moyano, Isabel Matesanz, Carmen Montal y Maite Guillén. Juntas hemos ido aprendiendo la forma de trasmitir los conocimientos nutricionales a nuestros pacientes y a su vez, ellos nos han enseñado muchas cosas que no están en los libros.

A lo largo de los años he sentido una cierta desazón personal al no haber podido comunicar a mis pacientes toda la información que se requería en su momento por falta de tiempo. Es éste el principal motivo que me ha animado a trasmitir los conocimientos adquiridos de una manera estructurada, razonada y detallada. Espero que este libro sea útil a muchas personas que tengan interés de realizar una dieta saludable.

Glosario

- **Ácidos grasos:** son moléculas formadas por largas cadenas de carbono, hidrógeno y oxígeno que constituyen los componentes fundamentales de las grasas.

- **Adipocito:** es la célula grasa.

- **Aminoácidos:** son compuestos orgánicos que contienen nitrógeno y que al combinarse forman las distintas proteínas.

- **Biblioteca Cochrane:** es la publicación electrónica actualizada cada tres meses, tras una rigurosa revisión sistemática de las publicaciones y de las bases de datos médicas, realizada por la organización Cochrane, una institución sin ánimo de lucro, que reúne a un grupo de investigadores de las ciencias de la salud en el que participan más de 11.500 voluntarios de más de 90 países.

- **Dislipemia:** es la alteración del metabolismo que origina un aumento en las concentraciones de los lípidos y de las lipoproteínas en sangre, incrementando el riesgo vascular.

- **Endémico:** se refiere a cuando una enfermedad o una característica se localiza en una zona o región determinada con mayor frecuencia a la habitual.

- **Enzimas:** son las sustancias que catalizan las reacciones químicas en el organismo, acelerándolas de forma selectiva.

- **Estudios epidemiológicos:** son aquellos en los que se selecciona una determinada población y se analizan una serie de características con el objetivo de relacionar causa/efecto. Así por ejemplo los posibles efectos sobre la salud (un cáncer) en relación a una causa (la exposición a una sustancia específica).

- **Estudios experimentales:** son los que el investigador establece y controla el factor a estudio. Se designa dos grupos diferentes: uno (grupo experimental) recibe el tratamiento que se está probando, y el otro (grupo de comparación o control) recibe un tratamiento alternativo. Dentro de este tipo de estudios encontramos el **ensayo clínico aleatorizado a doble ciego,** donde la designación al grupo de tratamiento experimental o al grupo control se realiza al azar, de forma que ni el sujeto ni el investigador responsable lo conozcan, y así los resultados no dependan de interpretaciones subjetivas.

- **Estudios observacionales:** son aquellos en los que el investigador no participa directamente, limitándose a observar y a registrar lo que sucede en la realidad. Puede ser un **estudio observacional retrospectivo:** cuando los hechos a estudiar ya han tenido lugar al iniciar el estudio; o un **estudio observacional prospectivo:** si los hechos a estudiar no han tenido aún lugar y los sujetos son seguidos para obtener los datos requeridos por el estudio.

- **Flavonoides:** son unas sustancias sintetizadas por los vegetales que poseen propiedades antimicrobianas, anticancerígenas y un efecto reductor del riesgo cardiovascular entre otras características.

- **Glucemia:** es la concentración de glucosa en sangre. **Hiperglucemia** es el término que nos indica que los niveles de glucosa en sangre son superiores a la normalidad. **Hipoglucemia** es a cuando los niveles de glucemia están por debajo de la normalidad.

- **Hiperinsulinismo:** indica que los niveles de insulina en sangre están elevados de forma crónica.

- **Hiperplasia:** es el aumento del tamaño de un órgano o un tejido orgánico debido al incremento del número de células.

- **Hipertrofia:** es el aumento del tamaño de un órgano o un tejido orgánico debido al incremento del tamaño de las células.

- **Incidencia:** es el número de casos nuevos de una enfermedad o un evento que aparece en un intervalo concreto de tiempo.

- **Índice glucémico:** es el sistema para cuantificar la respuesta glucémica de los alimentos, comparándolo con un alimento de referencia.

- **Insulinoresistencia:** es la falta de respuesta de las células a la acción de la insulina.

- **Macronutrientes:** son los nutrientes que suministran la energía al organismo, es decir, proteínas, lípidos y carbohidratos.

- **Medicina Basada en la Evidencia:** es el método estructurado para resolver las dudas derivadas de la práctica clínica, y poner a disposición del médico la información científica. Consiste en la integración de la experiencia clínica y de la investigación científica una vez realizada una revisión crítica y exhaustiva de ésta. En realidad se debería denominar medicina basada en datos científicos. El objetivo principal de la MBE es que la actividad médica cotidiana se fundamente en datos científicos y no en suposiciones o creencias.

- **Meta-análisis:** es la revisión estructurada y sistemática de la información obtenida en los estudios publicados sobre un determinado problema, con el fin de dar una valoración cuantitativa de todos los datos disponibles en un momento dado.

- **Metabolismo:** es el conjunto los procesos físico-químicos y de reacciones bioquímicas que ocurren en las células para permitir sus funciones vitales.

- **Micronutrientes:** son las sustancias que el organismo necesita en pequeñas cantidades y son imprescindibles para el buen funcionamiento de los seres vivos. Son los minerales y las vitaminas.

- **Perfil lipídico:** es el conjunto de datos que nos suministra la analítica sanguínea informándonos de la cantidad y proporción de lípidos y lipoproteínas en sangre, permitiéndonos valorar el riesgo cardiovascular.

- **Placebo:** es la sustancia farmacológicamente inerte que se utiliza como control en un ensayo clínico. Tiene el mismo aspecto, gusto y forma que el medicamento a estudio pero sin ninguna acción curativa.

- **Prevalencia:** es la proporción de individuos de una población que presentan una característica común en un momento o período determinado.

- **Prevención primaria:** es la intervención que tiene lugar antes de que se produzca la enfermedad, su objetivo es impedir o retrasar la aparición de la misma.

- **Prevención secundaria:** es la intervención que tiene lugar después que se produzca la enfermedad para impedir un nuevo episodio.

- **Principios inmediatos:** son los nutrientes que nuestro cuerpo necesita para un correcto desarrollo y mantenimiento.

- **Receptor insulínico:** es la proteína de la membrana celular que al ser activada por la insulina permite la acción de dicha hormona.

- **Revisión bibliográfica:** es el procedimiento estructurado cuyo objetivo es la localización y recuperación de la información relevante de lo publicado sobre un tema concreto en un intervalo de tiempo.

- **Riesgo absoluto (RA):** es la probabilidad de presentar un evento. Por ejemplo, una persona obesa tiene un 2% de riesgo absoluto de sufrir un infarto cardiaco en 10 años.

- **Riesgo cardiovascular:** es la probabilidad que tiene un individuo de sufrir una enfermedad vascular cardíaca o cerebral en un determinado plazo de tiempo. Depende fundamentalmente del número de factores de riesgo que estén presentes en el individuo.

- **Riesgo relativo (RR):** es la comparación entre dos riesgos absolutos en dos poblaciones de individuos diferentes. Así por ejemplo, el riesgo relativo de los pacientes obesos en presentar un infarto cardiaco en 10 años es el 35% mayor respecto a los individuos delgados.

- **Ritmo circadiano:** constituye el reloj biológico de los seres vivos. Regula sus funciones fisiológicas manteniendo un ciclo regular que se repite cada 24 horas y que coincide con el estado de sueño y vigilia, dando lugar a un patrón hormonal.

- **Significación clínica:** es la evaluación de la utilidad, por ejemplo de un tratamiento comparándolo con otros tratamientos, con el objetivo de validar y definir su relevancia. Se suele expresar como riesgo relativo o número de individuos necesarios a tratar para obtener el beneficio deseado.

- **Significación estadística:** sirve para detectar si un hecho ha tenido lugar por cuestiones propias del azar. Cuando se puede establecer que un suceso no es fortuito entonces se afirma que tiene significación estadística.

Sociedades científicas

- ADA: American Diabetes Association.
- AHA: American Heart Association.
- EFSA: European Food Safety Authority. Es la agencia de la Unión Europea responsable de asesorar y alertar de los problemas que afecten a la seguridad alimentaria.
- FDA: Food and Drug Administration. Es la agencia del gobierno de los Estados Unidos responsable de la regulación de los alimentos y de los medicamentos.
- FEC: Fundación Española del Corazón.
- FESNAD: Federación Española de Sociedades de Nutrición, Alimentación y Dietética. Está integrada por un amplio número de sociedades científicas de gran prestigio y de ámbito nacional.
- IARC: Agencia Internacional de Investigación del Cáncer
- IDF: International Diabetes Federation. Es la organización en la que participan las sociedades de diabetes de 170 países.

- OMS (WHO en inglés): Organización Mundial de la Salud. Es el organismo de la Organización de las Naciones Unidas (ONU) especializado en gestionar las políticas de prevención, promoción e intervención en salud a nivel mundial.

- SEEDO: Sociedad Española para el Estudio de la Obesidad.

- SEEN: Sociedad Española de Endocrinología y Nutrición.

- SENC: Sociedad Española Nutrición Comunitaria.

Consensos y guías médicas

Españolas

- Consenso sobre las grasas y aceites en la alimentación de la población española adulta. FESNAD 2015. Nutr Hosp. 2015; 32(2):435-477.

- Recomendaciones nutricionales basadas en la evidencia para la prevención y el tratamiento del sobrepeso y la obesidad en adultos. Consenso FESNAD-SEEDO. Revista española de obesidad; Octubre 2011 Vol. 9, Suplemento 1.

- Informe sobre la ingesta de grasas trans. Situación en España FESNAD 2013.

Europeas

- Scientific Opinion on Dietary Reference Values for carbohydrates and dietary fibre. EFSA Panel on Dietetic Products, Nutrition, and Allergies (NDA). EFSA Journal 2010; 8(3):1462.

- Scientific Opinion on Dietary Reference Values for protein. EFSA Panel on Dietetic Products, Nutrition and Allergies (NDA). EFSA Journal 2012;10 (2):2557

- Scientific Opinion on Dietary Reference Values for fats, including saturated fatty acids, polyunsaturated fatty acids, monounsaturated fatty acids, trans fatty acids, and cholesterol. EFSA Panel on Dietetic Products, Nutrition, and Allergies (NDA). EFSA Journal 2010; 8(3):1461.

Americanas

- Dietary Guidelines for Americans 2015. U.S. Department of Agriculture and U.S. Department of Health and Human Services. Edition, Washington, DC: U.S. Government Printing Office.

- Nutrition Therapy Recommendations for the Management of Adults with Diabetes. American Diabetes Association ADA. Diabetes Care Volume 37, Supplement 1, January 2014.

Referencias

1 Reilly JJ, Kelly J (2011) Long-term impact of overweight and obesity in childhood and adolescence on morbidity and premature mortality in adulthood: systematic review. Inti J Obes . 2011 Jul; 35: 891–898.

2 E. Rodríguez-Rodríguez, B. López-Plaza, A. M.a López-Sobaler y R. M.a Ortega. Prevalencia de sobrepeso y obesidad en adultos españoles. Nutr Hosp. 2011; 26(2):355-363.

3 Parillo M, Riccardi G. Diet composition and the risk of type 2 diabetes: epidemiological and clinical evidence. Br J Nutr. 2004 Jul; 92(1):7-19.

4 Cani PD, et al. Changes in gut microbiota control metabolic endotoxemia-induced inflammation in high-fat diet-induced obesity and diabetes in mice. Diabetes. 2008 Jun; 57(6):1470-81.

5 Depner CM, Stothard ER, Wright KP Jr. Metabolic consequences of sleep and circadian disorders. Curr Diab Rep. 2014 Jul; 14(7):507.

6 Field AE, Coakley EH, Must A, Spadano JL, Laird N, Dietz WH, Rimm E, Colditz GA. Impact of overweight on the risk of developing common chronic diseases during a 10-year period. Arch Intern Med. 2001 Jul 9;161(13).

7 Anderson JW, Konz EC. Obesity and disease management: effects of weight loss on comorbid conditions. Obes Res 2001;9 (Suppl 4):326-34.

8 Wildman RP, Muntner P, Reynolds K, McGinn AP, Rajpathak S, Wylie-Rosett J, Sowers MR. The obese without cardiometabolic risk factor clustering and the normal weight with cardiometabolic risk factor clustering: prevalence and correlates of 2 phenotypes among the US population (NHANES 1999-2004). Arch Intern Med. 2008 Aug 11;168(15):1617-24.

9 Soriguer F, Goday A, Bosch-Comas A, Bordiú E, Calle-Pascual A, Carmena R, Casamitjana R, Castaño L, Castell C, Catalá M, Delgado E,. Prevalence of diabetes mellitus and impaired glucose regulation in Spain: the Di@bet.es Study. Diabetologia. 2012 Jan;55(1):88-93.

10 Whiting DR, Guariguata L, Weil C, Shaw J. IDF diabetes atlas: global estimates of the prevalence of diabetes for 2011 and 2030. Diabetes Res Clin Pract. 2011 Dec;94(3):311-21.

11 Tuomilehto J, Lindström J, Eriksson JG, Valle TT, Hämäläinen H, Ilanne-Parikka P, Keinänen Kiukaanniemi S, Laakso M, Louheranta A, Rastas M, Salminen V, Uusitupa M; Finnish Diabetes Prevention Study Group. Prevention of type 2 diabetes mellitus by changes in lifestyle among subjects with impaired glucose tolerance. N Engl J Med. 2001 May 3;344(18):1343-50.

12 Aguiar EJ, Morgan PJ, Collins CE, Plotnikoff RC, Callister R. Efficacy of interventions that include diet, aerobic and resistance training components for type 2 diabetes prevention: a systematic review with meta-analysis. Int J Behav Nutr Phys Act. 2014 Jan 15;11:2.

13 Stahl W, Sies H. Bioactivity and protective effects of natural ca-rotenoids. Biochim Biophys Acta. 2005 May 30;1740(2):101-7.

14 Boekholdt SM1, Arsenault BJ, Mora S, Pedersen TR, LaRosa JC, Nestel PJ. Boekholdt, SM, Arsenault BJ, Mora S, et al Association of LDL cholesterol, Non-HDL cholesterol, and apolipoprotein B levels with risk of cardiovascular events among patients treated with statins. JAMA 2012; 307:1302-1309.

15 Otvos JD1, Mora S, Shalaurova I, Greenland P, Mackey RH, Goff DC Jr. Clinical implications of discordance between low-density lipoprotein cholesterol and particle number. J Clin Lipidol. 2011 Mar-Apr;5(2):105-13.

16 Stauffer ME, Weisenfluh L, Morrison A. Association between tri-glycerides and cardiovascular events in primary populations: a meta-regression analysis and synthesis of evidence.principio del formulario Vasc Health Risk Manag. 2013;9:671-80.

17 Samad F, Ruf W. Inflammation, obesity, and thrombosis. Blood. 2013 Nov 14;122(20):3415-22.

18 Stanner SA1, Hughes J, Kelly CN, Buttriss J; A review of the epidemiological evidence for the 'antioxidant hypothesis'. Public Health Nutr. 2004 May;7(3):407-22.

19 Bjelakovic G1, Nikolova D, Gluud LL, Simonetti RG, Gluud, Bjelakovic G1, Nikolova D C.Antioxidant supplements for preven-tion of mortality in healthy participants and patients with various diseases. Cochrane Database Syst Rev. 2008 Apr 16;(2):CD007176.

20 European Food Safety Authority (EFSA). Declaraciones saluda-bles autorizadas relativas a la reducción de un factor de riesgo de enfermedad (art.14.1.a). Revisado noviembre 2014.

21 Zaloga GP1, Harvey KA, Stillwell W, Siddiqui R. Trans fatty acids and coronary heart disease. Nutr Clin Pract. 2006 Oct;21(5):505-12.

22 Bendsen NT, Christensen R, Bartels EM, Astrup A. Consumption of industrial and ruminant trans fatty acids and risk of coronary heart disease: a systematic review and meta-analysis of cohort studies. Eur J Clin Nutr. 2011;65:773-83.

23 Kratz M. The relationship between high-fat dairy consumption and obesity, cardiovascular, and metabolic disease. Eur J Nutr. 2013 Feb;52(1):1-24.

24 Hooper L, Martin N, Abdelhamid A, Davey Smith G. Reduction in saturated fat intake for cardiovascular disease. Cochrane Database Syst Rev. 2015 Jun 10;6: CD011737.

25 Mozaffarian D, Katan MB, Ascherio A, Stampfer MJ, Willett WC. Trans fatty acids and cardiovascular disease. N Engl J Med 2006; 354. p. 1601-13.

26 The World Health Organization MONICA Project (monitoring trends and determinants in cardiovascular disease): a major international collaboration. WHO MONICA Project Principal Investigators. J Clin Epidemiol. 1988; 41(2):105-14.

27 Jakobsen MU, O'Reilly EJ, Heitmann BL, Pereira M, Bälter K, et al. Major types of dietary fat and risk of coronary heart disease: pooled analysis of 11 cohort studies. Am J Clin Nutr 2009; 89:1425–32.

28 Hooper L1, Summerbell CD, Thompson R, Sills D, Roberts FG, Moore H, Davey Smith G.;Reduced or modified dietary fat for preventing cardiovascular disease. Cochrane Database Syst Rev. 2011 Jul 6;(7).

29 Mozaffarian D., Micha R, Wallace S. Effects on coronary heart disease of increasing polyunsaturated fat in place of saturated fat: a systematic review and meta-analysis of randomized controlled trials. PLoS Med. 2010 Mar 23; 7(3).

30 Leslie MA, Cohen DJ, Liddle DM, Robinson LE, Ma DW. A review of the effect of omega-3 polyunsaturated fatty acids on blood triacylglycerol levels in normolipidemic and borderline hyperlipidemic individuals. Lipids Health Dis. 2015 Jun 6; 14:53.

31 Kwak SM1, Myung SK, Lee YJ, Seo HG; Efficacy of omega-3 fatty acid supplements (eicosapentaenoic acid and docosahexaenoic acid) in the secondary prevention of cardiovascular disease: a meta-analysis of randomized, double-blind, placebo-controlled trials. Arch Intern Med. 2012 May 14; 172(9):686-94.

32 Rizos EC1, Ntzani EE, Bika E, Kostapanos MS, Elisaf MS. Association Between Omega-3 Fatty Acid Supplementation and Risk of Major Cardiovascular Disease Events. A Systematic Review and Meta-analysis; JAMA. 2012 Sep 12; 308(10):1024-33.

33 Masters RC1, Liese AD, Haffner SM, Wagenknecht LE, Hanley AJ. Whole and refined grain intakes are related to inflammatory protein concentrations in human plasma. J Nutr. 2010 Mar;140(3):587-94.

34 Te Morenga L, Mallard S, Mann J.; Dietary sugars and body weight: systematic review and meta-analyses of randomised controlled trials and cohort studies. BMJ. 2012 Jan 15;346:e7492.

35 Basciano H, Federico L, Adeli K. Fructose, insulin resistance, and metabolic dyslipidemia. Nutr Metab (Lond). 2005 Feb 21;2(1):5.

36 Ferder L, Ferder MD, Inserra F.;The role of high-fructose corn syrup in metabolic syndrome and hypertension. Curr Hypertens Rep. 2010 Apr;12(2):105-12.

37 Johnson RJ, Murray R.; Fructose, exercise, and health. Curr Sports Med Rep. 2010 Jul-Aug;9(4):253-8.

38 Kerstetter JE, Kenny AM, Insogna KL.; Dietary protein and skeletal health: a review of recent human research. Curr Opin Lipidol. 2011 Feb;22(1):16-20.

39 Rebholz CM, Friedman EE, Powers LJ, Arroyave WD, He J, Kelly TN.; Dietary protein intake and blood pressure: a meta-analysis of randomized controlled trials. Am J Epidemiol. 2012 Oct 1;176. Juraschek SP, Appel LJ, Anderson CA, Miller ER 3rd. Effect of a high-protein diet on kidney function in healthy adults: results from the OmniHeart trial. Am J Kidney Dis. 2013 Apr;61(4):547-54.

40 Delbridge EA1, Prendergast LA, Pritchard JE, Proietto J.; One-year weight maintenance after significant weight loss in healthy overweight and obese subjects: does diet composition matter? Am J Clin Nutr. 2009 Nov;90(5):1203-14.

41 Aune D1, Chan DS, Lau R, Vieira R, Greenwood DC, Kampman E, Norat T. Dietary fibre, whole grains, and risk of colorectal cancer: systematic review and dose-response meta-analysis of prospective studies. BMJ. 2011 Nov 10;343.

42 American Diabetes Association. 2008. Nutrition recommendations and interventions for diabetes: A position statement of the American Diabetes Association. Diabetes Care 31 (Supl 1): S61-S78.

43 Fortmann SP, Burda BU, Senger CA, Lin JS, Whitlock EP.; Vitamin and mineral supplements in the primary prevention of cardiovascular disease and cancer: An updated systematic evidence review for the U.S. Preventive Services Task Force. Ann Intern Med. 2013 Dec 17;159(12):824-34.

44 Lee IM, Cook NR, Gaziano JM, Gordon D, Ridker PM, Manson JE, Hennekens CH, Buring JE. Vitamin E in the primary prevention of cardiovascular disease and cancer: the Women's Health Study: a randomized controlled trial. JAMA. 2005 Jul 6;294(1):56-65.

45 Brennan IM1, Luscombe-Marsh ND, Seimon RV, Otto B, Horowitz M, Wishart JM, Feinle-Bisset C. Effects of fat, protein, and carbohydrate and protein load on appetite, plasma cholecystokinin, peptide YY, and ghrelin, and energy intake in lean and obese men. Am J Physiol Gastrointest Liver Physiol. 2012 Jul;303(1):G129-40.

46 Rosenbaum M1, Leibel RL. Adaptive thermogenesis in humans. Int J Obes (Lond). 2010 Oct;34 Suppl 1:S47-55.

47 Shapiro A, Tümer N, Gao Y, Cheng KY, Scarpace PJ. Prevention and reversal of diet-induced leptin resistance with a sugar-free diet despite high fat content. Br J Nutr. 2011 Aug; 106(3):390-7.

48 Greene LF, Malpede CZ, Henson CS, Hubbert KA, Heimburger DC, Ard JD. Weight maintenance 2 years after participation in a weight loss program promoting low-energy density foods. Obesity (Silver Spring). 2006 Oct;14(10):1795-801.

49 Karl JP, Roberts SB. Energy density, energy intake, and body weight regulation in adults. Adv Nutr. 2014 Nov 14;5(6):835-50.

50 Atkinson FS1, Foster-Powell K, Brand-Miller JC. International tables of glycemic index and glycemic load values: 2008. Diabetes Care. 2008 Dec;31(12):2281-3.

51 Juanola-Falgarona M, Salas-Salvadó J, Ibarrola-Jurado N, Rabassa-Soler A, Díaz-López A. Effect of the glycemic index of the diet on weight loss, modulation of satiety, inflammation, and other metabolic risk factors: a randomized controlled trial. Am J Clin Nutr. 2014 Jul;100(1):27-35.

52 Thomas DE, Elliott EJ, Baur L. Low glycaemic index or low gly-caemic load diets for overweight and obesity. Cochrane Database Syst Rev. 2007 Jul 18;(3).

53 Zheng W1, Lee SA. Well-done meat intake, heterocyclic amine exposure, and cancer risk. Nutr Cancer. 2009;61(4):437-46.

54 Hartman TJ, Albert PS, Zhang Z, Bagshaw D, Kris-Etherton PM, Ulbrecht J, Miller CK, Bobe G, Colburn NH, Lanza E. Consump-tion of a legume-enriched, low-glycemic index diet is associated with biomarkers of insulin resistance and inflammation among men at risk for colorectal cancer. J.Nutr. 2010 Jan; 140(1):60-7.

55 Cho SS, Qi L, Fahey GC Jr, Klurfeld DM. Consumption of cereal fiber, mixtures of whole grains and bran, and whole grains and risk reduction in type 2 diabetes, obesity, and cardiovascular disease. Am J Clin Nutr. 2013 Aug;98(2):594-619.

56 de la Fuente-Arrillaga C, Martinez-Gonzalez MA, Zazpe I, Vazquez-Ruiz Z, Glycemic load, glycemic index, bread and inci-dence of overweight/obesity in a Mediterranean cohort: the SUN project. BMC Public Health. 2014 Oct 22; 14:1091.

57 Flores-Mateo G, Rojas-Rueda D, Basora J, Ros E, Salas-Salvadó J. Nut intake and adiposity: meta-analysis of clinical trials. Am J Clin Nutr. 2013 Jun;97(6):1346-55.

58 Kendall CW, Josse AR, Esfahani A, Jenkins DJ. Nuts, metabolic syndrome and diabetes. Br J Nutr. 2010 Aug;104(4):465-73.

59 Sinha R, Cross AJ, Graubard BI, Leitzmann MF, Schatzkin A. Meat intake and mortality: a prospective study of over half a mil-lion people. Arch Intern Med. 2009 Mar 23; 169(6):562-71.

60 Benatar JR, Sidhu K, Stewart RA. Effects of high and low fat dairy

food on cardio-metabolic risk factors: a meta-analysis of randomized studies. PLoS One. 2013 Oct 11; 8(10).

61 Holmberg S, Thelin A. High dairy fat intake related to less central obesity: a male cohort study with 12 years' follow-up. Scand J Prim Health Care. 2013 Jun;31(2):89-94.

62 Michaëlsson K, Wolk A, Langenskiöld S, Basu S, Warensjö Lemming E, Melhus H, Byberg L. Milk intake and risk of mortality and fractures in women and men: cohort studies. BMJ. 2014 Oct 28;349:g6015.

63 Lopez-Huertas E. Health effects of oleic acid and long chain omega-3 fatty acids (EPA and DHA) enriched milks. A review of intervention studies. Pharmacol Res. 2010 Mar;61(3):200-7.

64 Rong Y, Chen L, Zhu T, Song Y, Yu M, Shan Z, Sands A, Hu FB, Liu L. Egg consumption and risk of coronary heart disease and stroke: dose-response meta-analysis of prospective cohort studies. BMJ. 2013 Jan 7;346:e8539.

65 Bray GA, Popkin B. Calorie-sweetened beverages and fructose: what have we learned 10 years later. Pediatr Obes. 2013 Aug;8(4):242-8.

66 Xi B, Huang Y, Reilly KH, Li S, Zheng R, Barrio-Lopez MT, Martinez-Gonzalez MA, Zhou D. Sugar-sweetened beverages and risk of hypertension and CVD: a dose-response meta-analysis. Br J Nutr. 2015 Mar 14;113(5):709-17.

67 Stanhope KL, Bremer AA, Medici V, Nakajima K, Ito Y, Nakano T. Consumption of fructose and high fructose corn syrup increase postprandial triglycerides, LDL-cholesterol, and apolipoprotein-B in young men and women. J Clin Endocrinol Metab. 2011 Oct; 96(10):E1596-605.

68 Miller PE, Perez V. Low-calorie sweeteners and body weight and composition: a meta-analysis of randomized controlled trials and prospective cohort studies. Am J Clin Nutr. 2014 Sep;100(3):765-77.

69 Levantesi G1, Marfisi R, Mozaffarian D, Franzosi MG, Maggioni A, Nicolosi GL, Schweiger C, Silletta M, Tavazzi L, Tognoni G, Marchioli R. Wine consumption and risk of cardiovascular events after myocardial infarction: results from the GISSI-Prevenzione trial. Int J Cardiol. 2013 Mar 10;163(3):282-7.

70 Estruch R, Ros E, Salas-Salvadó J, Covas MI, Corella D, Arós F, Gómez-Gracia E, Ruiz-Gutiérrez V, Fiol M, Lapetra J, Lamuela-Raventos RM, Serra-Majem L; PREDIMED Study Investigators. Primary prevention of cardiovascular disease with a Mediterranean diet. N Engl J Med. 2013 Apr 4;368(14):1279-90.

71 Te Morenga L1, Mallard S, Mann J. Dietary sugars and body weight: systematic review and meta-analyses of randomised controlled trials and cohort studies. BMJ. 2012 Jan 15;346:e7492.

72 Abdulrhman MA, Mekawy MA, Awadalla MM, Mohamed AH. Bee honey added to the oral rehydration solution in treatment of gastroenteritis in infants and children. J Med Food. 2010 Jun; 13(3):605-9.

73 Al-Waili N, Salom K, Al-Ghamdi A, Ansari MJ, Al-Waili A, Al-Waili T. Honey and cardiovascular risk factors, in normal individuals and in patients with diabetes mellitus or dyslipidemia. J Med Food. 2013 Dec;16(12):1063-78.

74 Buitrago-Lopez A, Sanderson J, Johnson L, Warnakula S, Wood A, Di Angelantonio E, Chocolate consumption and cardiometabolic disorders: systematic review and meta-analysis. BMJ. 2011 Aug 26;343.

75 Bosetti C, Gallus S, Talamini R, Montella M, Franceschi S, Negri E, La Vecchia C. Artificial sweeteners and the risk of gastric, pancreatic, and endometrial cancers in Italy. Cancer Epidemiol Biomarkers Prev. 2009 Aug;18(8):2235-8.

76 Dennis EA1, Dengo AL, Comber DL, Flack KD, Savla J, Davy KP, Davy BM. Water consumption increases weight loss during a hypocaloric diet intervention in middle-aged and older adults. Obesity (Silver Spring). 2010 Feb;18(2).

77 Dangour AD, Dodhia SK, Hayter A, Allen E, Lock K, Uauy R. Nutritional quality of organic foods: a systematic review. Am J Clin Nutr. 2009 Sep;90(3):680-5.77

78 Ye EQ, Chacko SA, Chou EL, Kugizaki M, Liu S. Greater wholegrain intake is associated with lower risk of type 2 diabetes, cardiovascular disease, and weight gain. J Nutr. 2012 Jul;142(7):1304-13.

79 Meta-analysis of nitrogen balance studies for estimating protein requirements in healthy adults. Am J Clin Nutr. 2003 Jan; 77(1):109-27.

80 Norte Navarro AI, Ortiz Moncada R. Spanish diet quality according to the healthy eating index. Nutr Hosp. 2011 Mar-Apr; 26(2):330-6.

81 Sinha R, Cross AJ, Graubard BI, Leitzmann MF, Schatzkin A. Meat intake and mortality: a prospective study of over half a million people. Arch Intern Med. 2009 Mar 23; 169(6):562-71.

82 Micha R, Wallace SK, Mozaffarian D. Red and processed meat consumption and risk of incident coronary heart disease, stroke, and diabetes mellitus: a systematic review and meta-analysis. Circulation. 2010 Jun 1;121(21):2271-83.

83 Alexander DD, Cushing CA. Red meat and colorectal cancer: a critical summary of prospective epidemiologic studies. Obes Rev. 2011 May; 12(5):e472-93.
Alexander DD, Cushing CA. Quantitative assessment of red meat or processed meat consumption and kidney cancer. Cancer Detect Prev. 2009; 32(5-6):340-51.
Alexander DD, Mink PJ, Cushing CA, Sceurman B. A review and meta-analysis of prospective studies of red and processed meat intake and prostate cancer. Nutr J. 2010 Nov 2; 9:50.

84 He FJ, Nowson CA, Lucas M, MacGregor GA. Increased consumption of fruit and vegetables is related to a reduced risk of coronary heart disease: meta-analysis of cohort studies. J Hum Hypertens. 2007 Sep; 21(9):717-28.

85 Hung HC, Joshipura KJ, Jiang R, Hu FB, Hunter D, Smith-Warner SA, Colditz GA, Rosner B, Spiegelman D, Willett WC. Fruit and vegetable intake and risk of major chronic disease. J Natl Cancer Inst. 2004 Nov 3; 96(21):1577-84.

86 Ledoux TA, Hingle MD, Baranowski T. Abstract Relationship of fruit and vegetable intake with adiposity: a systematic review. Obes Rev. 2011 May; 12(5):e143-50.

87 Guideline: Sugars Intake for Adults and Children.Geneva: World Health Organization; 2015. WHO Guidelines Approved by the Guidelines Review Committee.

88 Ros E, López-Miranda J, Picó C, Rubio MÁ, Babio N, Sala-Vila A, Pérez-Jiménez F, Escrich E. Consensus on fats and oils in the diet of adults; position paper of the spanish federation of food, nutrition and dietetics societies. Nutr Hosp. 2015 Aug 1;32(2):435-77.

89 Oh K, Hu FB, Manson JE, Stampfer MJ, Willett WC. Dietary fat intake and risk of coronary heart disease in women: 20 years of

follow-up of the nurses' health study. Am J Epidemiol. 2005 Apr 1; 161(7):672-9.

90 Mackenbach JP. The Mediterranean diet story illustrates that "why" questions are as important as "how" questions in disease explanation. J Clin Epidemiol. 2007 Feb; 60(2):105-9.

91 Serra-Majem Ll, Roman B y Estruch R. 2006. Scientific evidence of Interventions using the mediterranean diet: A systematic review. Nutrition Reviews 64 (Supl 1): S27-S47.

92 McManus K, Antinoro L, Sacks F. A randomized controlled trial of a moderate-fat, low-energy diet compared with a low fat, low-energy diet for weight loss in overweight adults. Int J Obes Relat Metab Disord. 2001 Oct; 25(10):1503-11.

93 Johnston BC, Kanters S, Bandayrel K, Wu P, Naji F. Comparison of weight loss among named diet programs in overweight and obese adults: a meta-analysis. JAMA. 2014 Sep 3; 312(9):923-33.

94 Alhassan S, Kim S, Bersamin A, King AC, Gardner CD. Dietary adherence and weight loss success among overweight women: results from the A TO Z weight loss study. Int J Obes (Lond) 2008; 32: 985-91.

95 Krieger JW, Sitren HS, Daniels MJ, Langkamp-Henken B. Effects of variation in protein and carbohydrate intake on body mass and composition during energy restriction: a meta-regession. Am J Clin Nutr 2006; 83: 260-74.

96 Tsigos C, Hainer V, Basdevant A, Finer N, Fried M, Mathus-Vliegen E, Micic D, Maislos M, Roman G, Schutz Y. Management of obesity in adults: European clinical practice guidelines. Obes Facts. 2008;1(2):106-16.

97 Sacks FM, Bray GA, Carey VJ, Smith SR, Ryan DH, Anton SD, McManus K, Champagne CM, Bishop LM, Laranjo N, Leboff MS, Rood JC, de Jonge L, Greenway FL, Loria CM, Obarzanek E, Williamson DA. Comparison of weight-loss diets with different compositions of fat, protein, and carbohydrates. N Engl J Med. 2009 Feb 26; 360(9):859-73.

98 Teixeira PJ, Carraça EV, Marques MM, Rutter H, Oppert JM, De Bourdeaudhuij I, Lakerveld J, Brug J. Successful behavior change in obesity interventions in adults: a systematic review of self-regulation mediators. BMC Med. 2015 Apr 16;13:84.

99 Livesey G, Taylo R, Hulshof T, Howlett J. Glycemic response and health—a systematic review and meta-analysis: relations between dietary glycemic properties and health outcomes. Am J Clin Nutr 2008; 87 (Suppl.): 258S-68S.

100 Vega-López S, Mayol-Kreiser SN. Use of the glycemic index for weight loss and glycemic control: a review of recent evidence. Curr Diab Rep 2009; 9: 379-88.

101 Thomas DE1, Elliott EJ, Baur L. Low glycaemic index or low glycaemic load diets for overweight and obesity. Cochrane Database Syst Rev. 2007 Jul 18;(3):CD005105.

102 Schwingshackl L, Hoffmann G. Long-term effects of low glycemic index/load vs. high glycemic index/load diets on parameters of obesity and obesity-associated risks: a systematic review and meta-analysis. Nutr Metab Cardiovasc Dis. 2013 Aug; 23(8):699-706.

103 Pirozzo S, Summerbell C, Cameron C, Glasziou P. Advice on low-fat diets for obesity. Cochrane Database Syst Rev. 2002; (2) :CD003640.

104 Hooper L, Abdelhamid A, Bunn D, Brown T, Summerbell CD, Skeaff CM. Effects of total fat intake on body weight. Cochrane Database Syst Rev. 2015.

105 Howard BV, Manson JE, Stefanick ML, Beresford SA, Frank G, Jones B, Rodabough RJ, Snetselaar L, Thomson C, Tinker L, Vitolins M, Prentice R. Low-fat dietary pattern and weight change over 7 years: the Women's Health Initiative Dietary Modification Trial. JAMA. 2006 Jan 4; 295(1):39-49.

106 Hession M, Rolland C, Kulkarni U, Wise A, Broom J. Systematic review of randomized controlled trials of low-carbohydrate vs. low-fat/low-calorie diets in the management of obesity and its comorbidities. Obes Rev. 2009 Jan;10(1):36-50.

107 Foster GD, Wyatt HR, Hill JO, McGuckin BG, Brill C, Mohammed BS, Szapary PO, Rader DJ, Edman JS, Klein S. A randomized trial of a low-carbohydrate diet for obesity. N Engl J Med. 2003 May 22;348(21):2082-90.

108 Boden G, Sargrad K, Homko C, Mozzoli M, Stein TP. Effect of a low-carbohydrate diet on appetite, blood glucose levels, and insulin resistance in obese patients with type 2 diabetes. Ann Intern Med. 2005 Mar 15;142(6):403-11.

109 Hession M, Rolland C, Kulkarni U, Wise A, Broom J. Systematic review of randomized controlled trials of low-carbohydrate vs. low-fat/low-calorie diets in the management of obesity and its comorbidities. Obes Rev. 2009 Jan;10(1):36-50.

110 Astrup A, Kristensen M, Gegersen NT, Belza A, Lorenzen JK, Due A et al. Can bioactive foods affect obesity? Ann N Y Acad Sci 2010; 1190: 25-41.

111 EFSA Panel on Dietetic Products, Nutrition and Allergies (NDA); Scientific Opinion on the substantiation of health claims related to konjac mannan (glucomannan) and reduction of body weight (ID 854, 1556, 3725). No 1924/2006. EFSA Journal 2010; 8: 1798.

112 Onakpoya I, Posadzki P, Ernst E. The efficacy of glucomannan supplementation in overweight and obesity: a systematic review and meta-analysis of randomized clinical trials. J Am Coll Nutr. 2014;33(1):70-8.

113 Westerterp-Plantenga MS, Nieuwenhuizen A, Tomé D, Soenen S, Westerterp KR. Dietary protein, weight loss, and weight maintenance. Annu Rev Nutr. 2009;29:21-41.

114 Weigle DS, Breen PA, Matthys CC, Callahan HS, Meeuws KE, Burden VR, Purnell JQ. A high-protein diet induces sustained reductions in appetite, ad libitum caloric intake, and body weight despite compensatory changes in diurnal plasma leptin and ghrelin concentrations. Am J Clin Nutr. 2005 Jul;82(1):41-8.

115 Fung TT, van Dam RM, Hankinson SE, Stampfer M, Willett WC, Hu FB. Low-carbohydrate diets and all-cause and causespecific mortality: two cohort studies. Ann Intern Med 2010; 153: 289-98.

116 Heymsfield SB, van Mierlo CA, van der Knaap HC, Heo M, Frier HI. Weight management using a meal replacement strategy: meta and pooling analysis from six studies. Int J Obes Relat Metab Disord. 2003 May;27(5):537-49.

117 Ekuni D, Furuta M, Tomofuji T, Irie K, Azuma T, Iwasaki Y, Morita M. Effects of eating behaviors on being overweight in japanese university students: a cross-sectional survey at the Okayama University. Asia Pac J Public Health. 2013 Jul;25(4):326-34.

118 Kokkinos A, le Roux CW, Alexiadou K, Tentolouris N, Vincent RP, Kyriaki D, Perrea D, Ghatei MA, Bloom SR, Katsilambros N. Eating slowly increases the postprandial response of the anorexigenic gut hormones, peptide YY and glucagon-like peptide-1. J Clin Endocrinol Metab. 2010 Jan;95(1):333-7.

119 Andrade AM, Greene GW, Melanson KJ. Eating slowly led to decreases in energy intake within meals in healthy women. J Am Diet Assoc. 2008 Jul; 108(7):1186-91.

120 Beccuti G, Pannain S. Sleep and obesity. Curr Opin Clin Nutr Metab Care. 2011 Jul; 14(4):402-12.

121 Watanabe Y, Saito I, Henmi I, Yoshimura K, Maruyama K, Yamauchi K, Matsuo T, Kato T, Tanigawa T, Kishida T, Asada Y. Skipping Breakfast is Correlated with Obesity. J Rural Med. 2014; 9(2):51-8.

122 Leidy HJ, Campbell WW. The effect of eating frequency on appetite control and food intake: brief synopsis of controlled feeding studies. J Nutr. 2011 Jan; 141(1):154-7.

123 Thorogood A, Mottillo S, Shimony A, Filion KB, Joseph L, Genest J, Pilote L, Poirier P, Schiffrin EL, Eisenberg MJ. Isolated aerobic exercise and weight loss: a systematic review and meta-analysis of randomized controlled trials. Am J Med. 2011 Aug; 124(8):747-55.

124 Brown WJ, Burton NW, Rowan PJ. Updating the evidence on physical activity and health in women. Am J Prev Med. 2007 Nov; 33(5):404-411.

125 Warburton DE, Nicol CW, Bredin SS. Health benefits of physical activity: the evidence. CMAJ. 2006 Mar 14; 174(6):801-9.

126 O'Leary VB, Marchetti CM, Krishnan RK, Stetzer BP, Gonzalez F, Kirwan JP. Abstract Exercise-induced reversal of insulin resistance in obese elderly is associated with reduced visceral at. J Appl Physiol (1985). 2006 May; 100(5):1584-9.

127 Mettler S, Mitchell N, Tipton KD. Increased protein intake reduces lean body mass loss during weight loss in athletes. Med Sci Sports Exerc. 2010 Feb; 42(2):326-37.

128 Antonio J, Peacock CA, Ellerbroek A, Fromhoff B, Silver T. The effects of consuming a high protein diet (4.4 gr/kg/d) on body composition in resistance-trained individuals. J Int Soc Sports Nutr. 2014 May 12;11:19.

129 Ledoux TA, Hingle MD, Baranowski T. Relationship of fruit and vegetable intake with adiposity: a systematic review. Obes Rev. 2011 May; 12(5):e143-50.

www.ingramcontent.com/pod-product-compliance
Lightning Source LLC
Chambersburg PA
CBHW070459200326
41519CB00013B/2642